INHALT

EINLEITUNG

Pilates erfreut sich seit jeher großer Beliebtheit, da es sich auf die Stärkung der Kernmuskulatur konzentriert. Dadurch verbessert sich die Flexibilität und Stabilität. Pilates stärkt nicht nur den Körper, sondern auch den Geist, da diese beiden Komponenten untrennbar miteinander verbunden sind.

Allerdings erfordert das klassische Pilates spezielle Geräte wie den Cadillac oder den Reformer, die in dafür vorgesehenen Trainingsräumen viel Platz einnehmen. Kleinere Trainingsgeräte wie der Pilates Ring hingegen benötigen kaum Raum und eignen sich daher gut für den Heimgebrauch. Dennoch ist für das klassische Pilates der Besuch eines Fitness- oder Pilatesstudios erforderlich, was eine kostenpflichtige Mitgliedschaft sowie einen hohen Zeitaufwand impliziert.

Wandpilates hingegen besticht mit zahlreichen Vorteilen. Im direkten Vergleich mit anderen Sportarten, die eine Gewichtsabnahme und Stärkung der Muskulatur bewirken, übertrifft es die alternativen Sportarten deutlich.

Der Wunsch nach einem schlanken und starken Körper schlummert auch tief in dir. Allerdings kämpfst du sicherlich mit Zeit- und Motivationsproblemen, begleitet von Gedanken wie „Die Gewichtsabnahme klappt sowieso nicht." Du verspürst das Bedürfnis nach Bewegung, bevorzugst jedoch das Prinzip der Wirtschaftswissenschaftler: Mit minimalem Aufwand einen maximalen Output erzielen. Was bedeutet das in Bezug auf deinen Wunsch nach einem starken, flexiblen und muskulösen Körper? Kann Wandpilates diesen Wunsch erfüllen? Minimaler Aufwand, maximaler Output? Tatsächlich ist das möglich. Mit Wandpilates erzielst du durch ein kurzes, jedoch regelmäßiges Training einen maximalen Output.

Dies führt zu effektivem Gewichtsverlust und einem durchtrainierten Körper.

Wandpilates eignet sich für jeden, insbesondere für Anfänger, da diese Form der Bewegung eine gute Wahl darstellt. Schwierige Positionen lassen sich leichter einnehmen, da die Wand als Stütze dient und hohe Sicherheit bietet. Im Vergleich zum traditionellen Pilates fehlt der Federmechanismus als Widerstand, aber dein eigenes Körpergewicht und die Wand übernehmen diese Aufgabe.

Es gibt jedoch einige Besonderheiten, die du in Bezug auf Wandpilates beachten solltest. Du erzielst nur dann Gewichtsabnahme und Muskelaufbau, wenn du regelmäßig übst. Wandpilates erfordert Disziplin, Geduld und Konsistenz von dir. Letzteres ist eine unterschätzte Grundlage für deinen Erfolg. Es liegt im regelmäßigen Training, bis sich deine Muskeln daran gewöhnen und du automatisch trainieren möchtest, ohne dich dazu zwingen zu müssen. Du musst nicht sofort mit vollem Tempo starten und täglich zwei Stunden Wandpilates machen. Wenn du gerade erst anfängst, reichen 15 Minuten pro Tag aus. Denn 15 Minuten Wandpilates, drei bis vier Mal pro Woche, sind deutlich besser als gar kein Wandpilates. Schrittweise kannst du dann die Dauer und Intensität der Übungen erhöhen.

PILATES: ENTWICKLUNG UND VORTEILE

Was ist Wandpilates?

Wandpilates ist eine abgewandelte Form des traditionellen Pilates. Bei den Übungen nutzt du dein eigenes Körpergewicht und den Widerstand einer Wand. Dadurch verbesserst du deine Flexibilität, kräftigst deine Muskulatur und stärkst deinen Geist. Wandpilates formt nicht nur deinen Körper, sondern auch deine Psyche. Im Gegensatz zum klassischen Pilates benötigst du hier wenig bis gar kein Equipment, da die Wand als zuverlässige Stütze während der Übungen fungiert.

Da die Pilates-Übungen hauptsächlich deine Rumpfmuskulatur ansprechen, verbesserst du deine Körperhaltung und dein Gleichgewicht. Gleichzeitig stärkst du auch deine Arme, Beine und dein Gesäß mit den verschiedenen Positionen. Wandpilates bietet somit ein intensives und effektives Ganzkörpertraining.

Analog zu den klassischen Pilates-Übungen kommen beim Wandpilates die sechs Pilates-Prinzipien zum Einsatz:

- Atmung
- Bewegungsfluss
- Kontrolle
- Konzentration
- Präzision
- Zentrierung

Die Art und Weise, wie du die Übungen ausführst, spielt eine wichtige Rolle. Zu Beginn reicht es aus, die Übungen langsam und mit einer bewussten Ein- und Ausatmung durchzuführen. Eine korrekte Atmung unterstützt dich dabei im Wandpilates.

Was zeichnet Wandpilates aus?

Wandpilates zeichnet sich durch seine hohe Effektivität aus. Die Übungen sind besonders für Anfängerinnen und Anfänger geeignet, da sie mithilfe der Wand auch anspruchsvolle Positionen leichter einnehmen können. Die Wand dient als zuverlässige Stütze und sorgt für Sicherheit.
Wandpilates ist ein sogenanntes Low-Impact-Training. Das bedeutet, dass die Übungen deine Gelenke und Füße deutlich weniger belasten als andere Bewegungsformen wie Laufen oder Gewichtheben. Obwohl Wandpilates deine Gelenke schont und weniger beansprucht als andere Sportarten, stärkt es dennoch deine Muskulatur, verbessert deine Flexibilität und kräftigt deinen Rumpf. Durch regelmäßiges Üben steigerst du auch deine Ausdauer.

Vorteile von Wandpilates für den Gewichtsverlust

Kämpfst du schon seit längerem mit lästigen Pfunden? Dann triffst du mit Wandpilates eine gute Entscheidung, denn es sorgt für einen effektiven Gewichtsverlust, ohne dass du dabei stark ins Schwitzen gerätst. Selbst wenn du zu den Figurtypen „Skinny-fat“ gehörst, erreichst du mit Wandpilates innerhalb weniger Wochen eine schnellere Formverbesserung. Wandpilates ist eine sanfte Alternative zu anstrengenden Cardio-Workouts, da es einen gesunden Gewichtsverlust unterstützt, ohne dass du dich vor dem Jojo-Effekt fürchten musst. In der Regel bleiben die verlorenen Pfunde dauerhaft weg. Was hält dich also davon ab, mit Wandpilates zu beginnen?

Leidest du unter chronischem Zeitmangel? Ist das nächste Fitnessstudio zu weit entfernt? Hast du keine Lust, intensiv zu schwitzen? Setzt du andere Prioritäten, vielleicht aufgrund von Kindern oder Haustieren? Zweifelst du heimlich daran, dass du einen straffen, muskulösen Körper erreichen kannst? Fängst du deshalb erst gar nicht an, dich zu bewegen? Oft sind das Gründe, warum Frauen Sport, Bewegung und den Gedanken an einen straffen und muskulösen Körper aus ihrem Leben verbannen. Wandpilates scheint offensichtlich all die Probleme zu kennen, mit denen berufstätige Frauen und Mütter konfrontiert sind. Alles, was du für Wandpilates benötigst, ist eine feste Wand und den festen Willen, dein Wunschgewicht zu erreichen und deinen Traumkörper zu formen. Funktioniert das wirklich? Ja, Wandpilates hilft dir, deine Ziele zu erreichen. Dabei dienen die sechs Prinzipien des Wandpilates als Werkzeug für deinen gewünschten Erfolg.

DIE SECHS PRINZIPIEN DES WANDPILATES

Die Einhaltung der sechs Prinzipien des Wandpilates ist unerlässlich, um die Effektivität der Übungen zu gewährleisten. Daher ist es wichtig, während der Ausführung der Positionen auf die Umsetzung der sechs Prinzipien des Wandpilates zu achten. Wenn du die Übungen mindestens drei Mal pro Woche durchführst, erhöhst du die Wahrscheinlichkeit, dass sie nach zwei bis vier Wochen in dein Unterbewusstsein übergehen. Was bedeutet das genau? Du wirst die Übungen automatisch, begleitet von den sechs Prinzipien des Wandpilates, ausführen.

Konzentration: Fokus auf die Bewegung und den Körper

Die Konzentration legt den Fokus auf deinen Körper und die Bewegungsabläufe. Es handelt sich um einen Geisteszustand, den du beim Wandpilates kultivierst. Du konzentrierst dich darauf, die Positionen zielgerichtet auszuführen, anstatt die Übungen nur physisch und weniger mental durchzuführen. Du förderst dein körperliches Wohlbefinden, indem du darauf achtest, konzentriert zu bleiben. Verliere dich nicht in Gedanken an die Vergangenheit oder Zukunft. Fokussiere dich auf die Gegenwart. Gib Ablenkungen keine Chance. Wähle während deiner Übungszeit den Nicht-Stören-Modus auf deinem Smartphone.

Kontrolle: Präzise Ausführung und bewusste Muskelaktivierung

Kontrolle erfordert eine bewusste Ausführung der Bewegungen. Du beherrschst die Positionen im Wandpilates, da du sie kontrolliert ausführst. Du solltest dich nicht von den Bewegungsabläufen beherrschen lassen. Ursprünglich nannte Joseph Pilates sein Programm „Kunst der Kontrollogie“. Dies zeigt, dass Kontrolle das wichtigste Prinzip im (Wand)Pilates ist.

Zentrierung: Stärkung der Körpermitte

Du erreichst vollständige Kontrolle, wenn du über die Bewegungsabläufe nicht mehr nachdenken musst, weil du sie verinnerlicht hast. Dieser Prozess lässt sich beispielsweise gut mit dem Fahrradfahren oder Schwimmen vergleichen. Obwohl es im Wandpilates so aussieht, als ob die Bewegungen nur mit der Muskelkraft deiner Arme und Beine ausgeführt werden, trifft das nicht zu. Die Kraft aus dem Zentrum spielt eine unverzichtbare Rolle. Joseph Pilates bezeichnete es als Powerhouse. Mit Hilfe des Zentrums kannst du die Abläufe präzisieren, kontrollieren, halten und deine Energie korrekt dosieren. Deine gesamte Energie für die verschiedenen Übungen entspringt dem Zentrum und verteilt sich von dort in deine Extremitäten.

Die folgenden Muskeln gehören zum Zentrum:

- Rückenmuskulatur
- Bauchmuskulatur
- Zwerchfell
- Beckenbodenmuskulatur

Indem du diese Muskeln aktivierst, gibst du deinem Körper die notwendige Stabilität, um die Übungen richtig auszuführen und in der richtigen Position zu verweilen. Sobald die Kraft im Zentrum nachlässt, ist es an der Zeit, die Übung abzubrechen, um die Präzision zu gewährleisten.

Präzision: Genauigkeit und Ausrichtung der Bewegungen

Im Wandpilates gilt das Prinzip der Präzision: Eine präzise ausgeführte Übung ist mehr wert als fünf unpräzise Bewegungsabläufe. Joseph Pilates betonte immer wieder die Bedeutung der genauen Ausführung einer Bewegung, die wichtiger ist als die Anzahl der Wiederholungen. Der Fokus liegt somit auf einer präzisen Bewegungsausführung, die Konzentration und Kontrolle erfordert.

Atmung: Die richtige Atemtechnik im Wandpilates

Die Atmung ist ein integraler Bestandteil jeder Übung im Wandpilates und daher nicht wegzudenken. Wandpilates wirkt sich sowohl auf deine Muskulatur als auch auf deine Lunge aus und bietet ein effektives Workout. Durch tiefe Einatmung förderst du die Sauerstoffaufnahme des Blutes. Gleichzeitig aktivierst du mit intensiver Ausatmung deinen Beckenboden und deine tiefliegende Muskulatur. Anfangs mag es dir schwerfallen, den Atemrhythmus zu beachten, aber es lohnt sich, dranzubleiben. Du wirst schnell merken, dass die korrekte Atmung den Bewegungsablauf unterstützt:

- Einatmen: Wirbelsäule verlängern
- Ausatmen: Zentrum aktivieren und stabilisieren

Fluss: Fließende und harmonische Bewegungsabläufe

Im Wandpilates bestehen die Übungen aus geschmeidigen Bewegungsabläufen. Ihre Leichtigkeit ergibt sich aus einem reibungslosen Bewegungsfluss. Der Bewegungsfluss ist perfekt, wenn du weißt, wie du Energie, Tempo und Dynamik in Kombination mit dem richtigen Einsatz deiner Muskeln nutzt.

DAS RICHTIGE EQUIPMENT

Der Vorteil von Wandpilates besteht darin, dass du nicht viel Equipment benötigst, um die Übungen durchzuführen. Das folgende Trio ist vollkommen ausreichend:

- Wand
- Yogamatte
- Hanteln

Eine sichere Wand ist unerlässlich

Wie der Name schon sagt, funktioniert Wandpilates nur mit einer sicheren Wand. Sicher bedeutet in diesem Zusammenhang, dass sich an dieser Wand - oder zumindest in ihrer Nähe - weder Bilder noch Regale befinden. Eine Wandfläche von etwa zwei mal zwei Metern ist ausreichend. Es ist zwar nicht zwingend erforderlich, aber es wäre von Vorteil, wenn die Wandfläche entweder leicht zu reinigen ist oder nicht so schnell schmutzig wird. Dunkle Wände eignen sich dafür eher.

Eine Yogamatte erhöht die Effektivität des Wandpilates

Eine Yogamatte trägt zur Effektivität und zum Komfort des Wandpilates bei. Bevor du dir jedoch eine Yogamatte zulegst, ist es ratsam, dich mit den Unterschieden zwischen den verschiedenen Arten von Yogamatten vertraut zu machen. Dick oder dünn? Du hast die Wahl zwischen beiden Varianten. Eine Standard-Yogamatte hat eine Dicke von fünf bis sechs Millimetern und fällt in die Kategorie der dünnen Yogamatten. Im Gegensatz dazu sind dicke Yogamatten etwa acht Millimeter dick.

Der Vorteil einer dicken Matte liegt in ihrer Weichheit. Allerdings gibt es auch einen Nachteil: Du stehst nicht so stabil, da deine Füße in die Matte einsinken. Daher bietet eine dünnere Yogamatte, die zwischen drei und fünf Millimetern dick ist, eine bessere Stabilität. Dadurch kannst du dein Gleichgewicht besser halten.

Kurzhanteln unterstützen Arm-, Schulter- und Rückenübungen

Kurzhanteln ermöglichen natürlichere Bewegungsabläufe und passen sich besser deiner Anatomie an. Sie helfen auch dabei, deine koordinativen Fähigkeiten zu verbessern. Bei einigen Übungen verstärken sie die Wirkung des Wandpilates und schonen gleichzeitig deine Gelenke. Kurzhanteln fordern deine stabilisierende Muskulatur. Sie sind in verschiedenen Varianten erhältlich. Du entscheidest selbst, welches Gewicht dir zusagt. Bereits mit einer Kurzhantel, die nur 500 Gramm wiegt, erzielst du den gewünschten Effekt.

Nun hast du alle Informationen, die du benötigst, um mit dem Wandpilates zu beginnen. Idealerweise startest du mit einem lockeren Aufwärmtraining.

AUFWÄRMEN

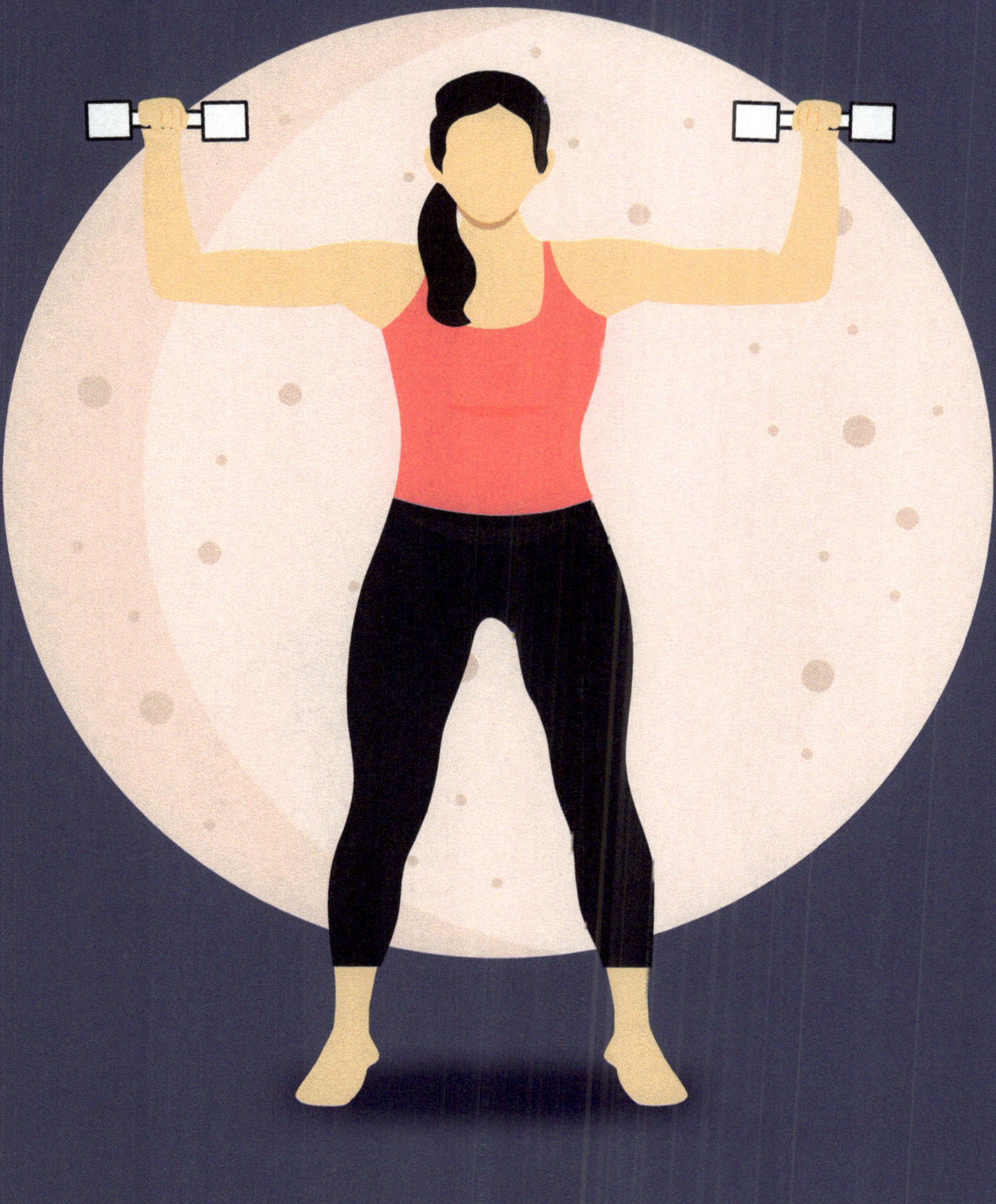

01
WALL ROLL DOWN

Rückenbeugen

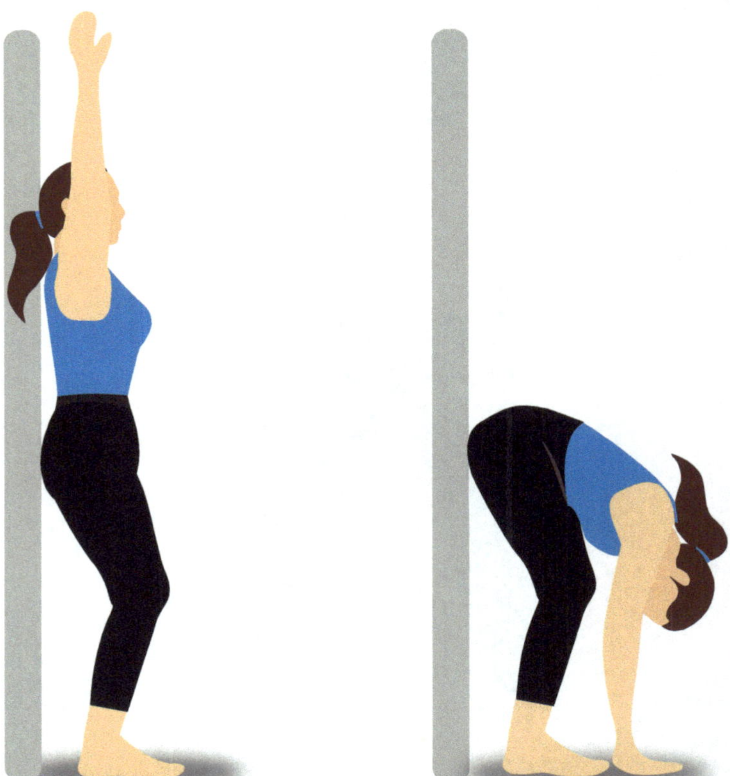

Der Wall Roll Down hat eine gewisse Ähnlichkeit mit einem Kopfsprung ins Wasser:

AUSFÜHRUNG

- Lehne dich mit deinem gesamten Rücken und deinem Gesäß an die Wand.
- Deine Beine sind hüftbreit auseinander, gehe leicht in die Knie.
- Strecke deine Arme gerade nach oben und berühre mit dem Handrücken die Wand.
- Beuge dich nun langsam nach vorne, als würdest du vom Sprungbrett ins Wasser springen.
- Deine Arme, dein Kopf und dein Rücken lösen sich langsam - Wirbel für Wirbel - von der Wand.
- Gehe dabei leicht in die Knie.
- Gehe so tief, wie es deine Dehnung zulässt.
- Falls möglich, drücke sanft deine Handflächen auf den Boden.
- Kehre dann - Wirbel für Wirbel - in die Ausgangsstellung zurück.
- Atme ein, wenn du an der Wand angelehnt bist.
- Beim Hinunterbeugen atmest du aus.

Rückenbeugen bereiten deinen Körper ideal auf das Wandpilates vor. Sie verbessern die Flexibilität deiner Wirbelsäule und lockern deine Schultern. Zudem dehnen und stärken sie deine Oberschenkel- und Wadenmuskulatur. Auch deine Bauchmuskeln profitieren von den Rückenbeugen, da sie Ähnlichkeiten mit umgekehrten Crunches aufweisen.

Der Wall Roll Down hat den Vorteil, dass er deine Wirbelsäule mobilisiert. Diese Aufwärmübung wirkt einer Versteifung des Rückens entgegen und sorgt dafür, dass dein gesamter Rücken flexibel bleibt.

Für diese Aufwärmübung benötigst du Kurzhanteln mit einem Gewicht von 500 Gramm. Falls du keine Hanteln zur Verfügung hast, kannst du alternativ zwei 0,5-Liter Wasserflaschen verwenden, da sie denselben Zweck erfüllen.

AUSFÜHRUNG

- Platziere die Kurzhanteln vor deinen Füßen.
- Lehne deinen Oberkörper an die Wand.
- Atme langsam durch die Nase ein, wodurch sich dein Brustkorb weitet.
- Beim Ausatmen spannst du deinen Beckenboden an und ziehst deine Bauchdecke wie einen Reißverschluss nach oben.
- Atme erneut langsam durch die Nase ein.
- Hebe nun deine Arme bis zur Schulterhöhe und atme dabei aus.
- Beim Einatmen senkst du entspannt deine Arme.
- Beim Ausatmen hebst du deine Arme wieder bis zur Schulterhöhe.
- Beuge dich zu deinen Hanteln hinunter und nimm sie in deine Hände.
- Lehne dich an die Wand, beuge deine Arme in einem 90-Grad-Winkel und achte darauf, dass deine Oberarme an der Wand anliegen.
- Deine Handrücken zeigen zum Boden.
- Atme langsam ein.
- Öffne nun deine Arme nach außen, bis die Hanteln die Wand berühren, und atme dabei aus.
- Wiederhole die Übung 10 bis 15 Mal.

Mit dieser Übung trainierst du die Außenrotatoren deiner Schultermuskulatur. Du stärkst ebenso deine Oberarme (Bizeps und Trizeps). Auch deine Unterarme profitieren von dieser Übung. Du straffst deine Oberarme und definierst die Muskulatur. Im Laufe der Zeit verschwinden unerwünschte „Winke-Winke-Arme". Diese Übung stärkt auch deinen Rücken und verbessert deine Haltung. Dadurch gehst und sitzt du aufrecht, was sich positiv auf deine Atmung auswirkt. Probleme wie Kurzatmigkeit aufgrund einer gekrümmten Rückenhaltung gehören nach regelmäßigem Wandpilates-Training der Vergangenheit an.

02
WALL DB ARM ÖFFNER

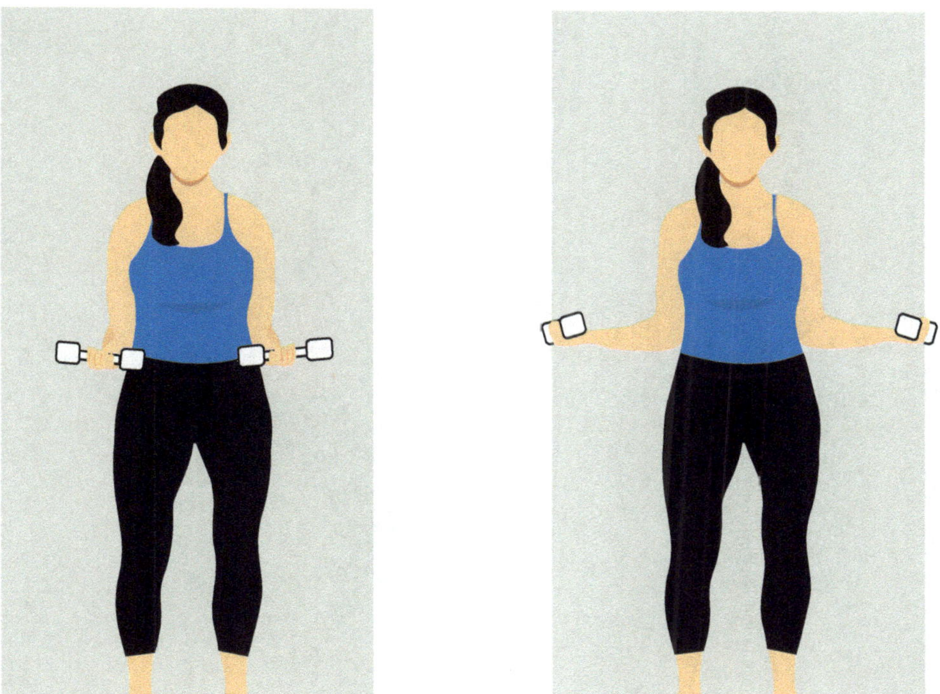

03
WALL SQUATS MIT KURZHANTELN

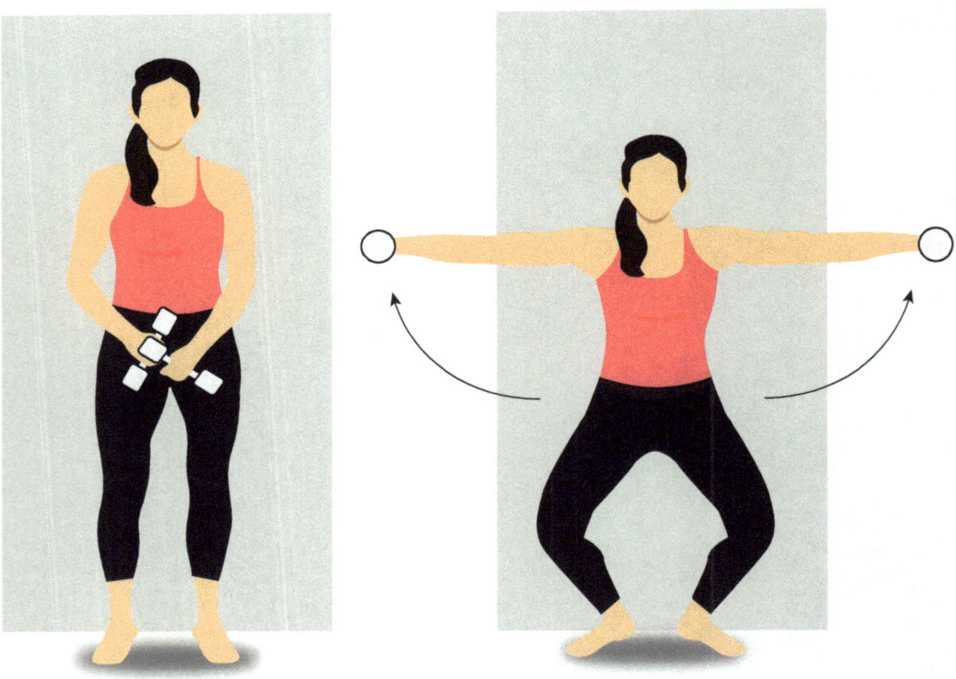

Wall Squats stärken deinen gesamten Körper und legen den Fokus auf die Kräftigung deiner Oberschenkel-, Gesäß- und Rückenmuskulatur.

AUSFÜHRUNG

- Halte die Kurzhanteln fest und platziere sie auf deinen Hüften, wobei deine Arme leicht angewinkelt bleiben.
- Lehn dich mit deinem Rücken und Gesäß an die Wand und atme langsam durch die Nase ein.
- Gehe langsam in die Hocke, bis deine Knie über deine Zehenspitzen zeigen.
- Wiederhole diese Übung 5 Mal.
- Füge nun deine Arme hinzu.
- Strecke sie seitlich auf Schulterhöhe aus, sobald du in die Hocke gehst.
- Wenn du deinen Körper aufrichtest, führe die Arme langsam nach unten, bis sich die Hanteln vor deinem Bauchnabel treffen.
- Wiederhole die Übung 10 bis 15 Mal.

Die Wall Squats mit Kurzhanteln wärmen deinen gesamten Körper sanft auf und bereiten ihn auf anspruchsvollere Positionen vor.

Die Wandliegestützen im Stehen mögen auf den ersten Blick einfach aussehen, doch der Schein trügt. Sie sind nahezu genauso effektiv wie die traditionellen Liegestützen auf dem Boden.

AUSFÜHRUNG

- Stell dich mit dem Gesicht zur Wand.
- Strecke deine Arme aus und stütze dich mit den Handflächen an der Wand ab.
- Hebe deinen linken Fuß leicht vom Boden ab und atme dabei langsam durch die Nase ein.
- Neige dich langsam und kontrolliert nach vorne, bis deine Nasenspitze beinahe die Wand berührt. Atme dabei langsam aus.
- Wiederhole die Übung 15 bis 20 Mal.

Die Wall Liegestützen trainieren zwar deinen gesamten Körper, doch der Fokus liegt auf deinem Bizeps und Trizeps. Natürlich verbessert diese Übung auch deine Flexibilität und dein Gleichgewicht. Es ist jedoch wichtig, dass du die Wall Liegestützen im Stehen langsam, kontrolliert und mit der richtigen Atemtechnik ausführst. Andernfalls handelt es sich nicht um Wandpilates, sondern um eine gewöhnliche Fitnessübung.

04
WALL LIEGESTÜTZEN IM STEHEN

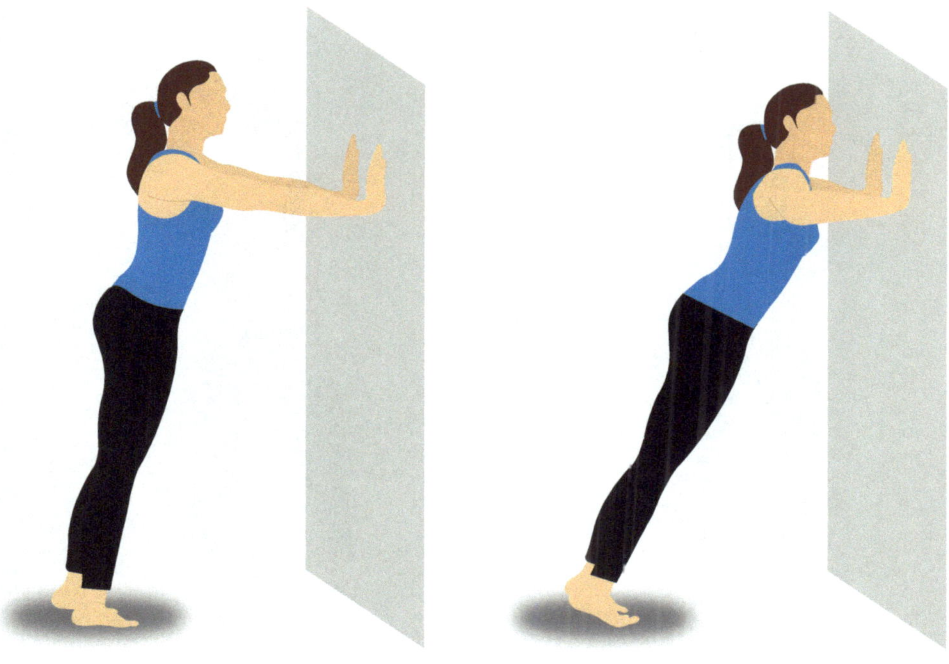

05

DB ARM CIRCLES MIT KURZHANTEL

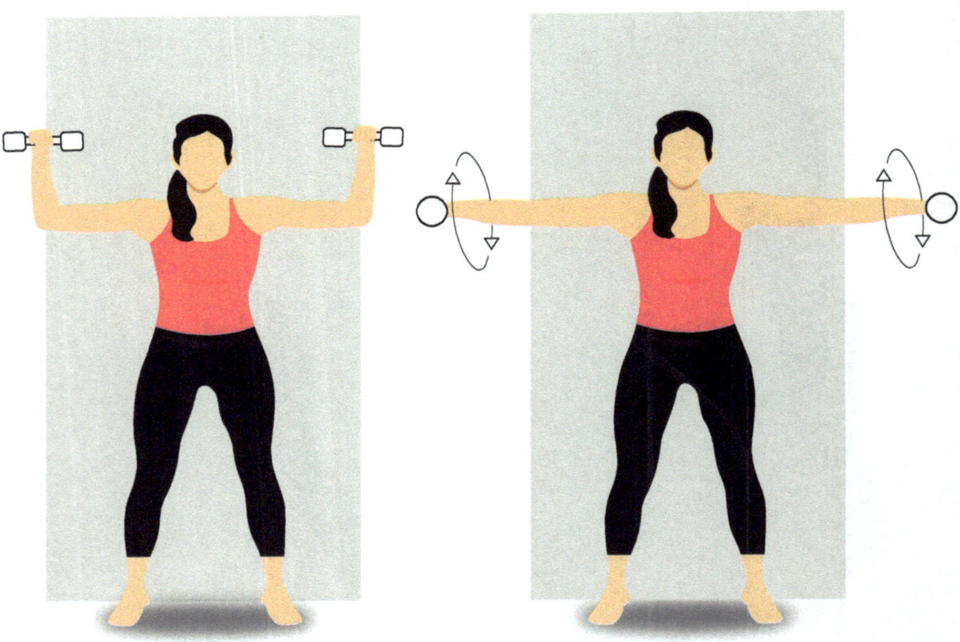

AUSFÜHRUNG

- Nimm die Kurzhanteln in die Hände und lehne dich mit dem Rücken an die Wand.
- Winkle deine Ellenbogen leicht in einem 90-Grad-Winkel an.
- Spanne bewusst deine Wirbelsäule an.
- Atme tief und langsam durch die Nase ein.
- Hebe deine Arme langsam an, bis sie parallel zum Boden in einer Linie sind.
- Führe nun mit den Kurzhanteln kleine Kreise aus und atme dabei langsam ein und aus.
- Drehe deine Hände für 30 Sekunden von außen nach innen.
- Wechsle dann die Richtung und führe für weitere 30 Sekunden die Armkreise von innen nach außen aus.

Mit den DB Arm Circles stärkst du deine Schultern und deine gesamte Armmuskulatur. Wenn du dich dabei auf eine tiefe Bauchatmung konzentrierst, kannst du die Energie aus deinem Zentrum nach außen und in deine Arme übertragen. Darüber hinaus trainierst du mit dieser Wandpilatesübung dein Durchhaltevermögen. Anfangs sind die Kurzhanteln leicht, doch mit jeder weiteren Sekunde wird es schwieriger, sie zu halten. Daher förderst du mit den Arm Circles mit Kurzhanteln auch deine Ausdauer, indem du weitermachst, anstatt aufzugeben.

Der Wandsitz mit Fersenheben ist eine gute Aufwärmübung. Im Vergleich zu vielen anderen Bewegungen konzentriert sich diese Position auf eine sanfte Stärkung deiner Gelenke. Mit diesem Wandsitz trainierst du deine Flexibilität und dein Gleichgewicht.

AUSFÜHRUNG

- Lehne deinen Oberkörper an die Wand.
- Stelle dir vor, du setzt dich auf einen unsichtbaren Stuhl.
- Gehe in die Hocke, bis deine Knie einen 90-Grad-Winkel bilden.
- Gehe so weit nach unten, bis deine Oberschenkel leicht zittern.
- Hebe nun beide Fersen leicht vom Boden ab und atme dabei ein.
- Beim Ausatmen setze die Fersen wieder ab.
- Wiederhole die Übung 15 Mal.

Der Wandsitz mit Fersenheben wirkt sich auch positiv auf deinen Geist aus. Du trainierst damit Ausdauer, Geduld und Disziplin. Durch die richtige Atemtechnik stärkst du gleichzeitig deine Rücken- und Bauchmuskulatur. Obwohl es den Anschein haben mag, dass der Wandsitz mit Fersenheben nur deine Fußgelenke, Oberschenkel und Waden trainiert, trifft das nicht zu 100 Prozent zu, denn mit dieser Wandpilates-Übung stärkst du deinen gesamten Körper.

06
WANDSITZ MIT FERSENHEBEN

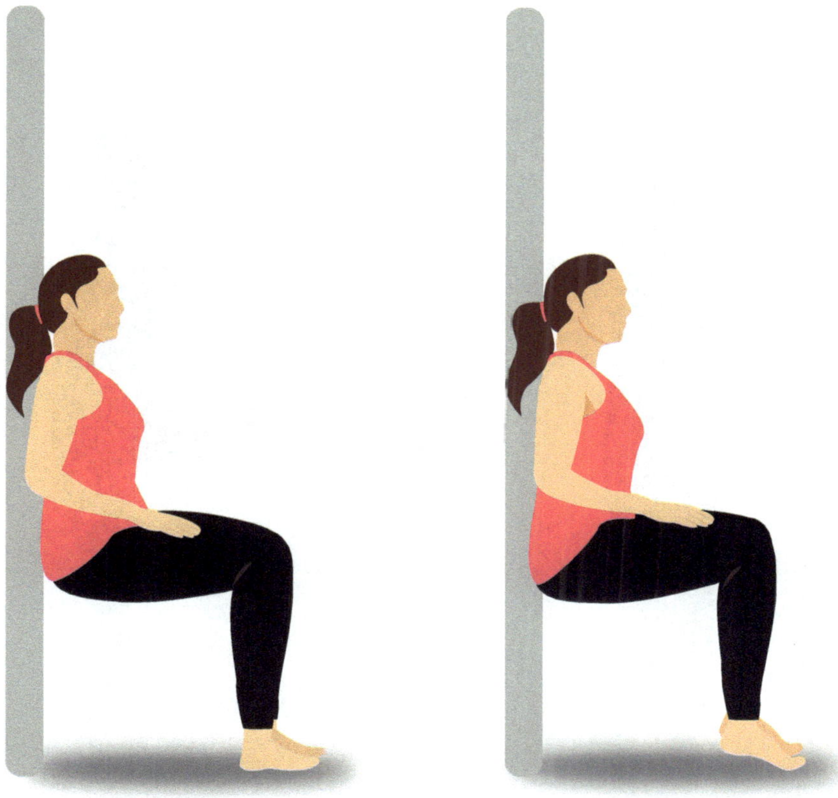

07
SEITLICHER BEINSCHWUNG

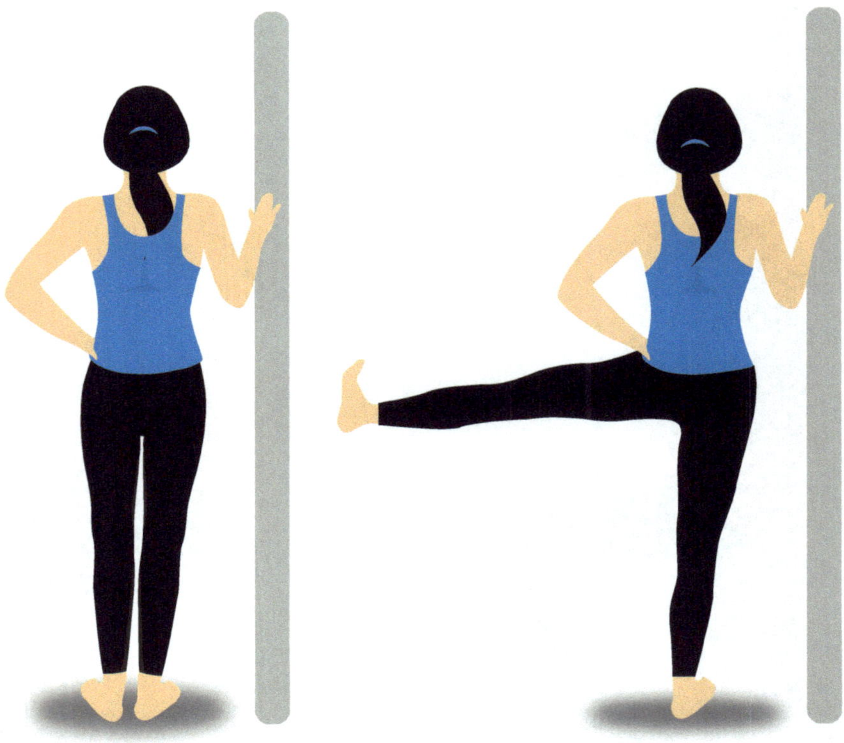

Der seitliche Beinschwung fördert deine Koordination, Konzentration und stärkt deine Beckenbodenmuskulatur. Durch den seitlichen Beinschwung trainierst du auch deine Bauchmuskulatur, da sie benötigt wird, um dein Bein anzuheben und zu schwingen. Gleichzeitig verbesserst du deine Konzentrationsfähigkeit, indem du dich darauf konzentrierst, deine Beckenbodenmuskulatur anzuspannen. Zudem wirst du mit dem Hauptziel des Wandpilates vertraut gemacht, da der seitliche Beinschwung im Zentrum beginnt und die Energie von dort nach außen zu deinen Beinen fließt.

AUSFÜHRUNG

- Stelle dich seitlich zur Wand mit deiner rechten Seite.
- Lege deine rechte Handfläche an die Wand.
- Hebe dein Bein an, bis dein Oberschenkel parallel zum Boden ist.
- Atme dabei langsam ein.
- Richte deinen Blick nach vorne und achte darauf, dass dein Becken gerade bleibt.
- Schwinge nun dein Bein zur Seite und achte darauf, dass dein Becken weiterhin gerade bleibt.
- Kehre langsam in die Ausgangsposition zurück, indem du dein Bein zurück schwingst.
- Atme dabei langsam aus.
- Wiederhole die Übung 10 Mal.
- Führe die Übung anschließend auf der anderen Seite ebenfalls 10 Mal durch.

Mit der stehenden Kniehebung verbesserst du deine Stabilität und Flexibilität. Auch dein Gleichgewichtssinn profitiert von dieser Übung. Du wirkst effektiv einer Versteifung deiner Hüft- und Kniegelenke entgegen, indem du das Low-Impact-Training praktizierst und deine Gelenke bewegst, ohne sie zu belasten. Darüber hinaus dehnst du mithilfe der stehenden Kniehebung deine Oberschenkel und dein Gesäß. Dadurch förderst du eine gute Durchblutung deiner Beine, da sie - ob du viel im Sitzen oder im Stehen arbeitest - ohnehin stark beansprucht werden. Deshalb kommt die stehende Kniehebung ihnen zugute. Übrigens kannst du diese Übung auch zwischendurch im Büro oder im Homeoffice machen, sofern du dort eine stabile Wand zur Verfügung hast.

AUSFÜHRUNG

- Stelle dich mit dem Rücken zur Wand.
- Lege deine linke Handfläche an die Wand, um zusätzliche Stabilität zu gewährleisten.
- Spanne langsam deinen Rumpf an und atme dabei tief ein.
- Ziehe dein rechtes Knie so weit wie möglich nach oben in Richtung Brust.
- Drücke dabei fest deinen unteren Rücken gegen die Wand, während du das Knie anhebst.
- Halte diese Position für vier Atemzüge.
- Kehre langsam in die Ausgangsposition zurück.
- Wiederhole die stehende Kniehebung auf der anderen Seite.

08
STEHENDE KNIEHEBUNG

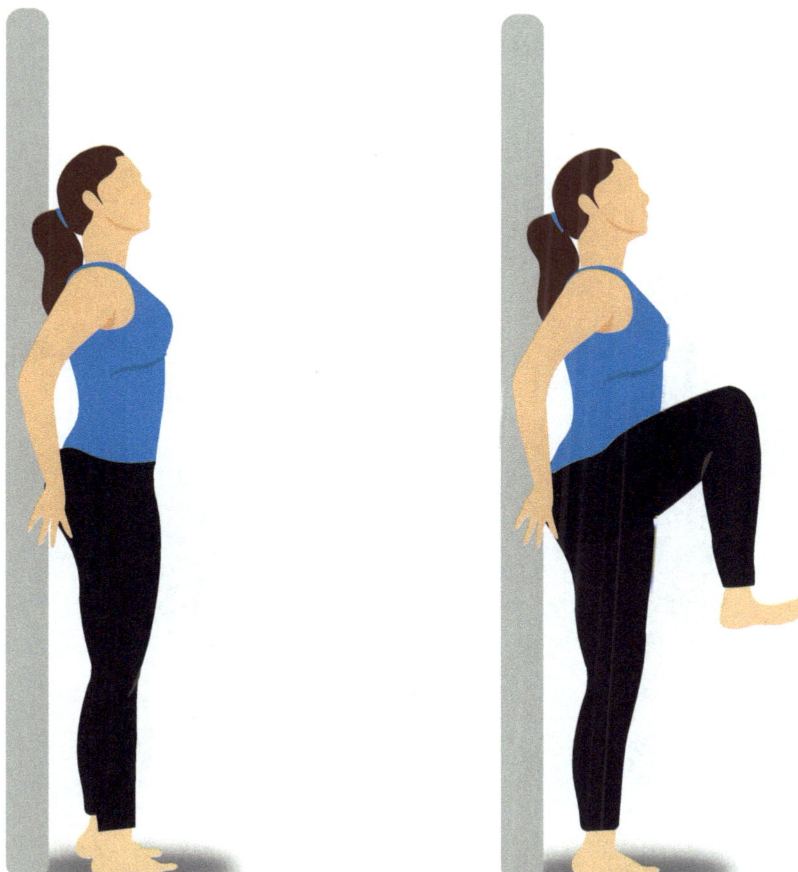

09
SCHULTERROLLEN

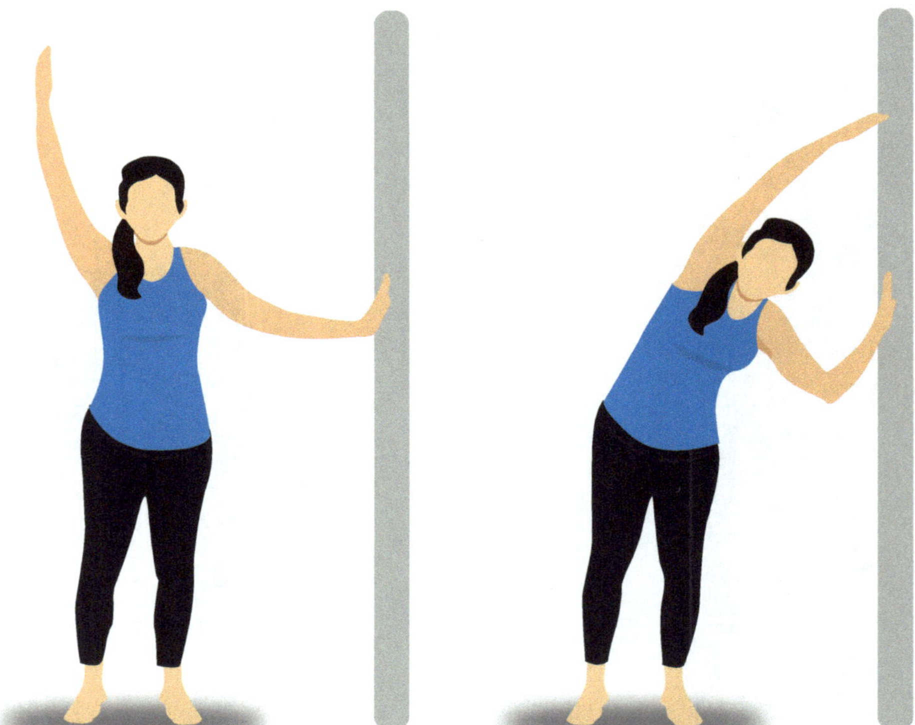

Die Schulterrollen mit Kurzhanteln erhöhen nicht nur die Flexibilität deiner Schultern, sondern auch deine Wirbelsäule. Durch die seitliche Bewegung bei dieser Übung werden auch deine seitlichen Bauchmuskeln, dein Beckenboden und deine Hüftgelenke stimuliert. Diese Übung verbessert deine Stabilität und Flexibilität, da es sich um eine Bewegung handelt, die im Alltag normalerweise nicht ausgeführt wird. Sie ist jedoch sehr wertvoll für deine Beweglichkeit. Darüber hinaus trainierst du mit ihr auch deine Koordinations- und Konzentrationsfähigkeit. Im Alltag bleibst du dadurch fokussiert und lässt dich weniger ablenken. Obwohl es auf den ersten Blick nicht offensichtlich ist, ist es dennoch wahr: Wandpilates stärkt auch deine Psyche.

AUSFÜHRUNG

- Stelle dich seitlich neben die Wand.
- Deine Beine sind etwa hüftbreit voneinander entfernt.
- Stütze dich mit deinem ausgestreckten linken Arm an der Wand ab.
- Strecke deinen rechten Arm senkrecht nach oben.
- Beuge ihn leicht über deinem Kopf, so dass die Handfläche zur Decke zeigt.
- Lege deinen Kopf auf deine linke Schulter und ziehe die Fingerspitzen deines rechten Arms zur Wand.
- Atme dabei tief und langsam durch die Nase ein.
- In dieser Position neigt sich deine Hüfte leicht nach rechts.
- Beim Ausatmen kehrst du langsam in die Ausgangsposition zurück.

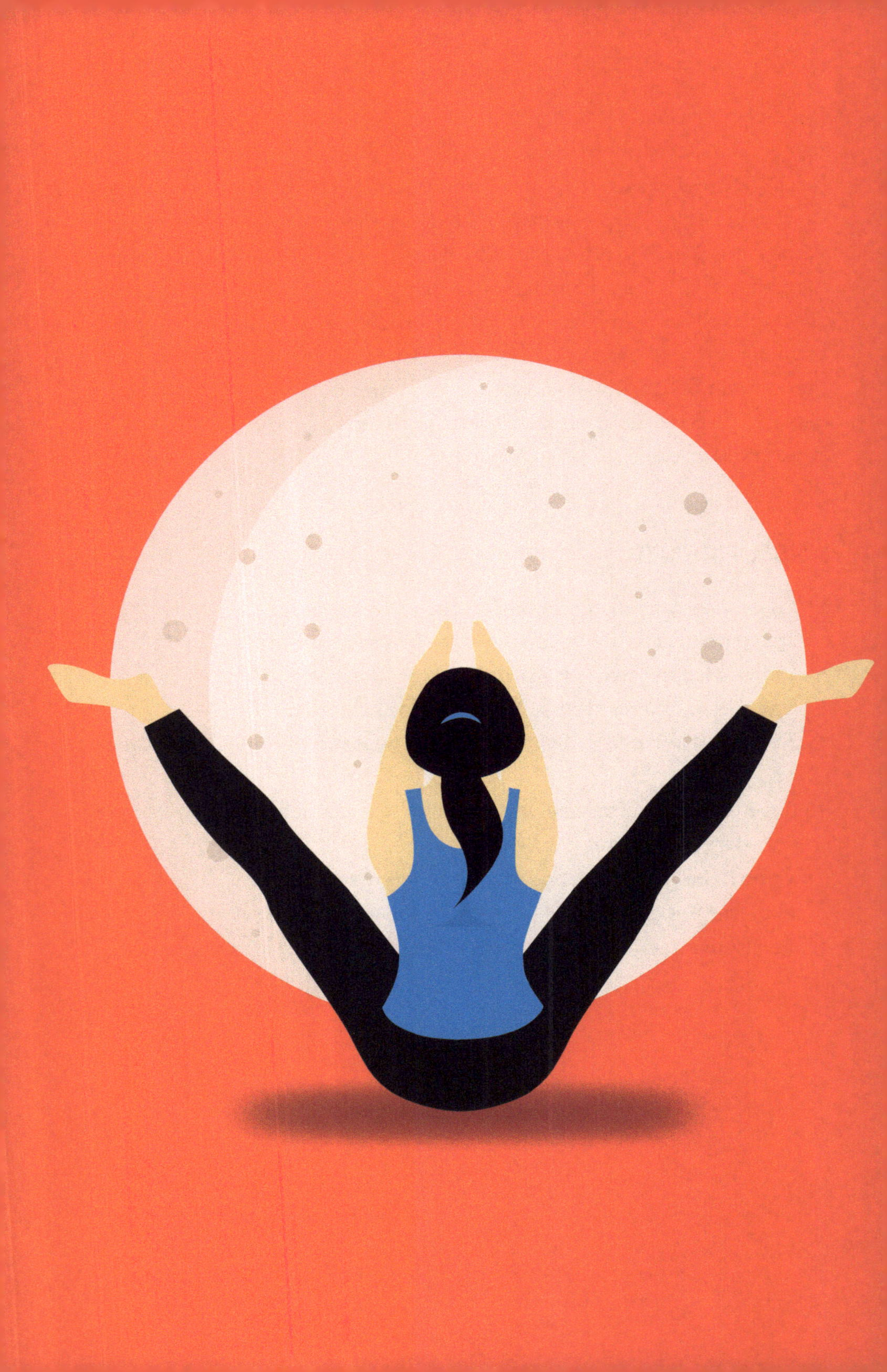

STÄRKUNG *der* KÖRPERMITTE, *Powerhouse*

Mit den dargestellten Übungen hast du dich erfolgreich für die nachfolgenden Übungen aufgewärmt. Als nächstes folgt die Stärkung der Körpermitte, die im Wandpilates und im klassischen Pilates als Powerhouse bezeichnet wird. Die Körpermitte ist das Zentrum des Energieflusses, von dem aus du deine Energie in deine Extremitäten verteilst. Eine starke Körpermitte ist auch ein Zeichen für einen gesunden Körper, da die Bauchmuskeln deine inneren Organe schützen. Für diese Übungen benötigst du definitiv eine Yogamatte, da du dich größtenteils in Rücken- oder Bauchlage auf dem Boden befindest.

Die Wall Roll-Ups stärken sanft, aber dennoch intensiv deine Körpermitte. Für diese Übung benötigst du deine Yogamatte, um bequem auf dem Rücken zu liegen. Um deine Körpermitte intensiv zu stärken, ist es wichtig, dass du bei den Roll-Ups bewusst ein- und ausatmest. Darüber hinaus erzielst du nur dann den gewünschten Effekt, wenn du dich tatsächlich mithilfe deiner Bauchmuskulatur nach oben zur Wand ziehst. Wenn du die Übung stattdessen mit Schwung ausführst und nicht deine Bauchmuskeln einsetzt, ist die Stimulation der Bauchmuskulatur wesentlich geringer.

AUSFÜHRUNG

- Lege dich mit dem Rücken auf deine Yogamatte.
- Strecke deine Beine und lehne sie gerade an die Wand.
- Drücke dein Gesäß ebenfalls gegen die Wand.
- Falte deine Handflächen über deinem Kopf zusammen.
- Bewege nun beide Beine entlang der Wand gestreckt nach außen, bis sie ein V bilden.
- Atme langsam und tief durch die Nase ein und spüre, wie sich dein Brustkorb beim Einatmen weitet.
- Ziehe dich dann langsam mit deiner angespannten Bauchmuskulatur nach oben.
- Versuche mit deinen Fingerspitzen die Wand zu berühren, während du das V bildest.
- Atme dabei langsam aus.
- Kehre langsam in die Ausgangsposition zurück und atme dabei ein.
- Wiederhole die Übung wie beschrieben 20 Mal.

10
WALL ROLL-UPS

Roll-Ups

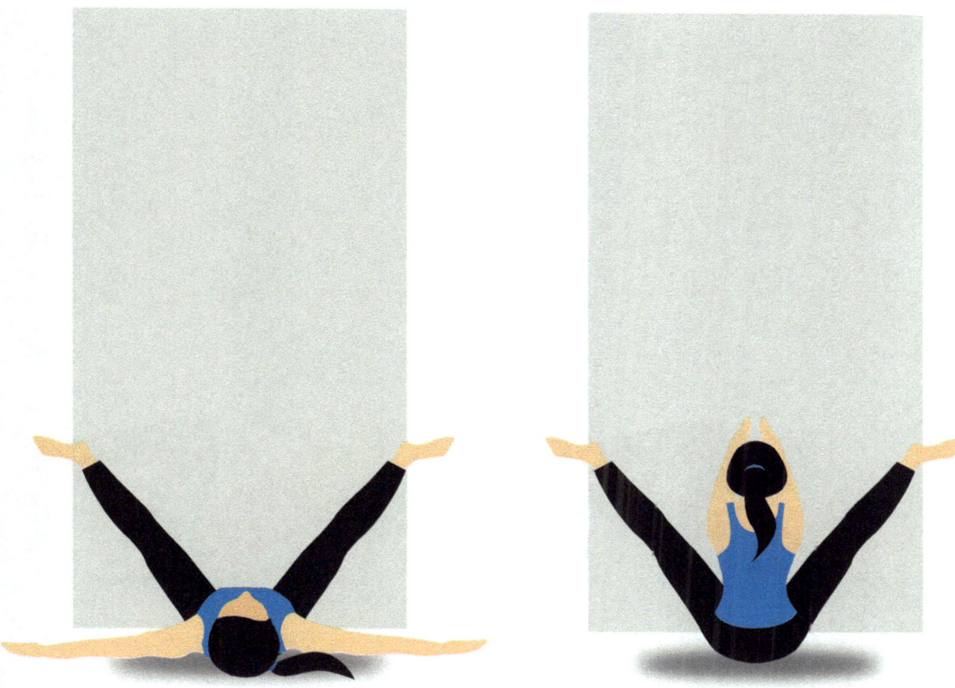

11

WALL CRUNCHES

(Crunches)

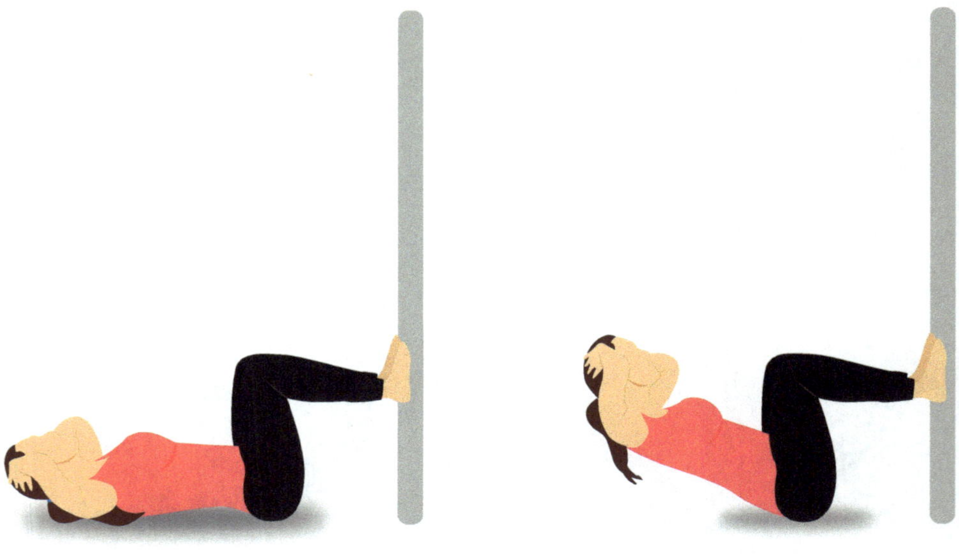

Die Wall Crunches erhöhen den Effekt dieser klassischen Übung für die Bauchmuskeln, da die Wand einen perfekten Widerstand bietet. Der gewünschte Effekt stellt sich ein, wenn du während der gesamten Übung deine Bauchmuskeln bewusst anspannst. Die korrekte Atmung ist ebenfalls wichtig, da du durch bewusstes Ein- und Ausatmen deine Zellen mit Sauerstoff versorgst. Die richtige Atmung hilft dir außerdem, länger durchzuhalten. Konzentriere dich bei den Wall Crunches darauf, dich mithilfe der Muskelkraft aufzurichten, anstatt Schwung zu verwenden.

AUSFÜHRUNG

- Lege dich auf den Rücken.
- Winkle deine Beine im 90-Grad-Winkel an und stelle deine Fußsohlen an die Wand.
- Führe deine Hände am Hinterkopf zusammen.
- Atme langsam und tief durch die Nase ein.
- Spanne deine Bauchmuskeln an und hebe langsam deinen Oberkörper mithilfe der Bauchmuskeln an.
- Atme aus, sobald dein Oberkörper die gewünschte Position erreicht.
- Ziehe deinen Oberkörper weiter nach oben, bis du eine Spannung spürst.
- Kehre langsam in die Ausgangsposition zurück und atme dabei langsam ein.
- Halte die Spannung, auch wenn du dich mit dem Rücken auf die Yogamatte legst.
- Wiederhole die Übung mindestens 20 Mal.

Die Oblique Crunches trainieren deine schräge Bauchmuskulatur. Es ist wichtig, auch diese Muskeln zu trainieren, um eine starke Körpermitte zu entwickeln. Durch das Training der schrägen Bauchmuskeln kannst du unerwünschte Röllchen an der Hüfte reduzieren und deine Taille formen. Bei den Oblique Crunches ist es ebenfalls wichtig, die Übungen mithilfe der schrägen Bauchmuskeln, statt mit Schwung auszuführen. Die richtige Atmung spielt hierbei eine wichtige Rolle, da sie deine Zellen mit Sauerstoff versorgt. Im Vergleich zu den geraden Crunches erfordern die Oblique Crunches mehr Konzentration und Koordination.

AUSFÜHRUNG

- Lege dich auf den Rücken.
- Winkle deine Beine im 90-Grad-Winkel an und stelle deine Fußsohlen an die Wand.
- Lege deine Handflächen neben deine Hüften.
- Atme langsam und tief durch die Nase ein.
- Spanne nun deine Bauchmuskeln an und hebe langsam deinen Oberkörper mithilfe der Bauchmuskeln an.
- Atme aus, hebe Kopf und Schultern vom Boden ab und bewege deine rechte Hand an deinem linken Knie vorbei in Richtung Wand.
- Ziehe deinen Oberkörper weiter nach oben, bis du eine Spannung spürst.
- Kehre langsam in die Ausgangsposition zurück und atme dabei langsam ein.
- Wiederhole die Übung auf der anderen Seite.
- Wiederhole die Übung insgesamt 20 Mal im Wechsel, jeweils 10 Mal auf jeder Seite.

12
OBLIQUE CRUNCHES

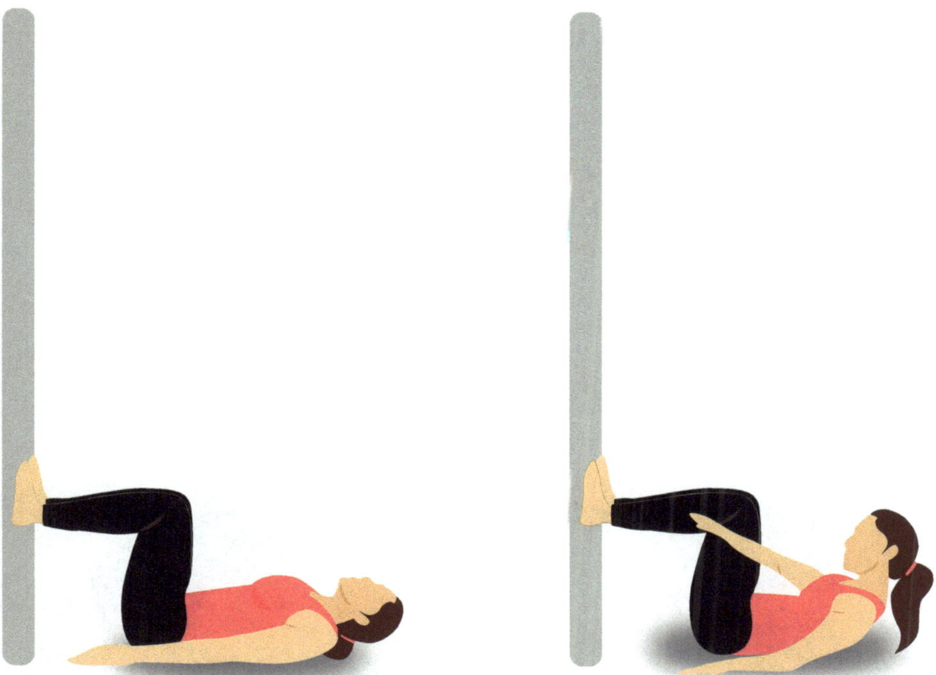

13
STRAIGHT LEG ROTATION

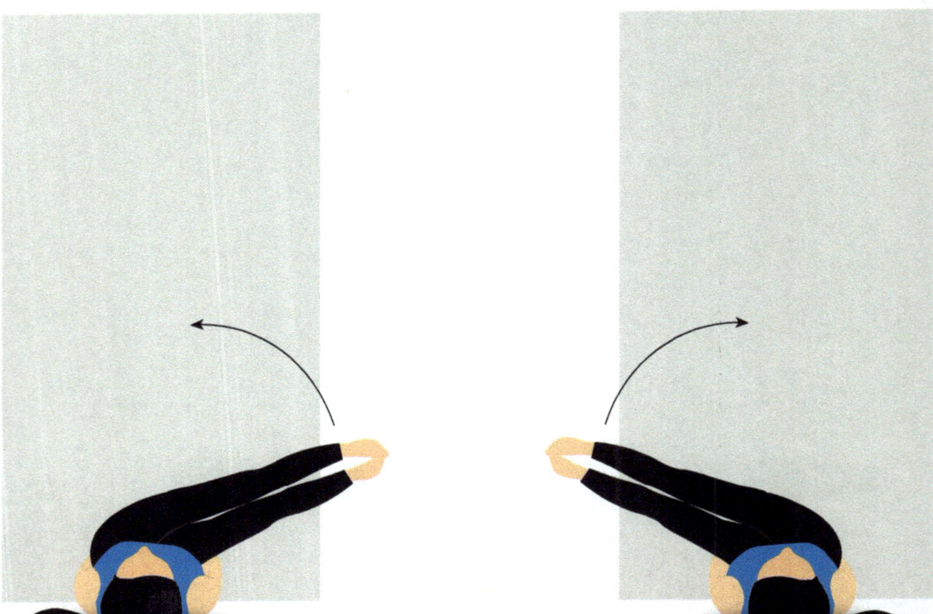

Du kannst dein Powerhouse intensiv stärken, indem du es nutzt, um deine Beine zu bewegen. Diese Übung erfordert Anstrengung von Körper und Geist, aber die Ergebnisse sind schnell sichtbar und spürbar. Sowohl deine geraden als auch deine schrägen Bauchmuskeln profitieren von dieser Wandpilates-Übung. Durch die richtige Atmung stärkst du dein Powerhouse äußerst effektiv.

AUSFÜHRUNG

- Lege dich auf deine Yogamatte.
- Lehne deine Beine an die Wand, sodass sie sich im 90-Grad-Winkel zu deiner Hüfte befinden.
- Drücke dein Gesäß gegen die Wand.
- Deine Handflächen liegen ein Stückchen von deiner Hüfte entfernt auf dem Boden, um die nötige Stabilität zu gewährleisten.
- Atme tief ein und bewege beide Beine entlang der Wand nach links.
- Dabei löst sich deine rechte Gesäßhälfte leicht vom Boden.
- Atme aus und bewege sie langsam nach rechts.
- Wiederhole die Übung 20 Mal.

Nicht nur das Powerhouse, sondern auch die Wirbelsäule und deine Hüfte profitieren von den Wall Slides. Mit dieser Übung stärkst du ebenso deine unteren Bauchmuskeln. Oftmals sind diese nach Geburten ein wenig locker. Selbst bei Frauen, die keine Kinder geboren haben, ist dieser Bauchbereich weniger straff. Das liegt an der Gebärmutter, die an dieser Stelle sitzt. Sie besteht nun mal nicht aus Muskelmassen. Dennoch lässt sich auch der untere Bauch mithilfe der passenden Übungen aus dem Wandpilates straffen und stärken. Positionen, die sich auf den unteren Bauch fokussieren, stärken ebenso deinen unteren Rücken.

AUSFÜHRUNG

- Lege dich auf den Rücken und lehne deine Beine senkrecht gegen die Wand.
- Deine Hände sind neben deinen Hüften auf dem Boden, um zusätzliche Stabilität zu bieten.
- Atme ein und schiebe dabei langsam deine Beine entlang der Wand nach oben.
- Hebe unterdessen deine Hüfte an.
- Gleite langsam mit den Beinen nach unten und setze zuletzt dein Becken ab.
- Währenddessen atmest du langsam aus.
- Wiederhole die Übung 20 Mal.
- Barfuß eignet sich diese Übung nicht, da du nicht gut an der Wand gleiten kannst.

14
WALL SLIDES

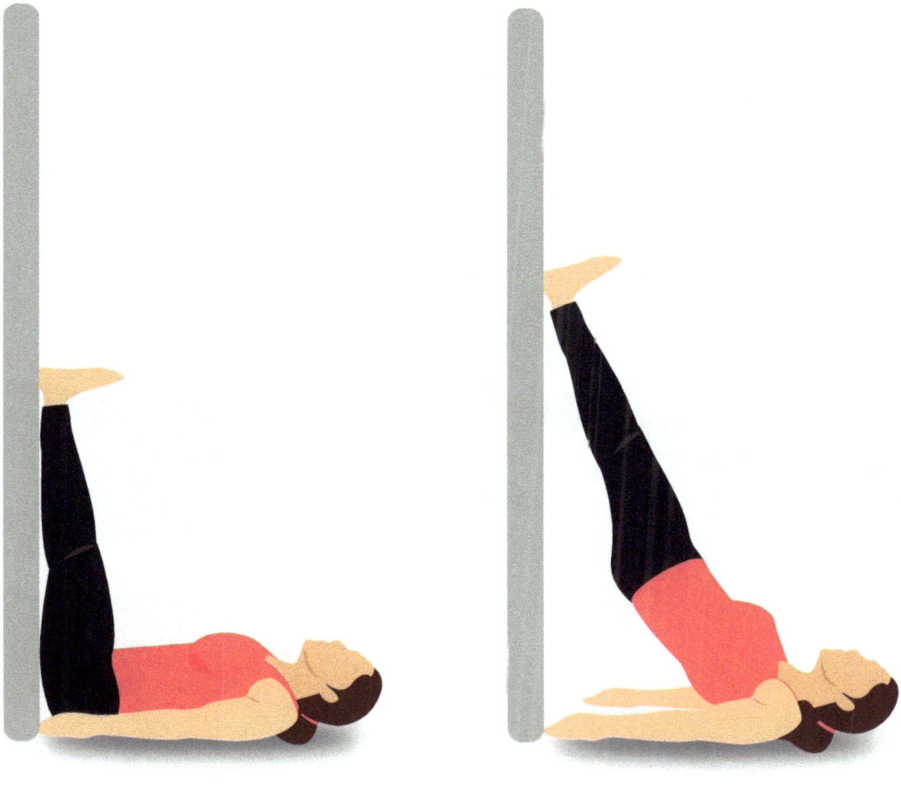

15

DER UMGEKEHRTE BERGSTEIGER

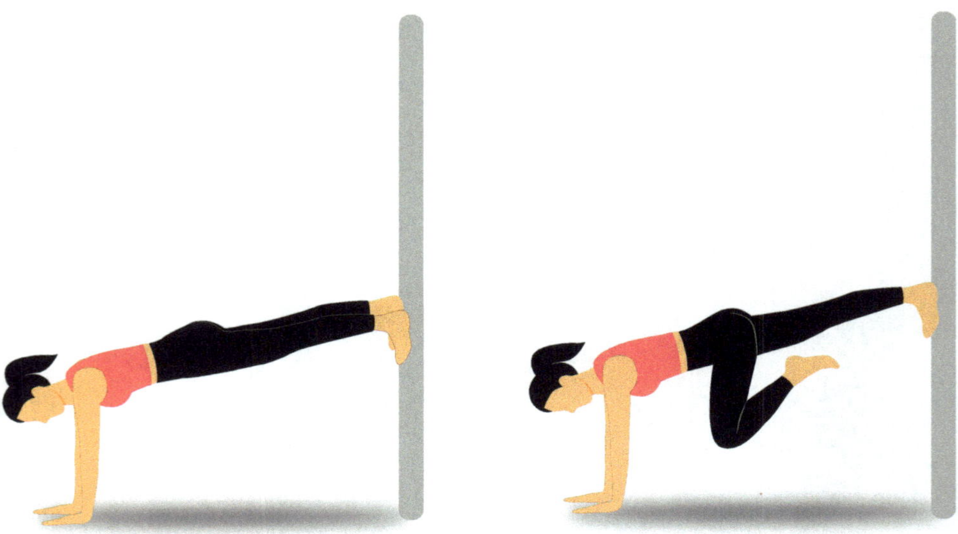

Der Bergsteiger stellt eine erweiterte, intensivere und verbesserte Form der klassischen Plank dar. Mithilfe des Bergsteigers kräftigst du dein Zentrum. Zudem lässt du deine Energie von innen nach außen fließen. Dein gesamter Körper profitiert von dieser Version des Bergsteigers. Neben deiner Stabilität und Flexibilität trainierst du dein Gleichgewicht. Da beim Bergsteiger dein Rücken und dein Zentrum gestärkt werden, verbesserst du deine Haltung. Noch etwas? Ja, es gibt noch einen positiven Nebeneffekt, der aus dem Bergsteiger resultiert: Du trainierst dein Durchhaltevermögen. Auch deine Konzentration verbessert sich dank des Bergsteigers, weil du währenddessen keinen Raum für anderweitige Gedanken hast.

AUSFÜHRUNG

- Nimm die klassische Liegestützposition ein
- Presse deine Fußsohlen mit ausgestreckten beinen gegen die Wand
- Achte darauf, dass dein Körper eine gerade Linie bildet, dein Bauch sollte nicht hinunterhängen, sondern angespannt sein
- Ziehe abwechselnd deine Knie zur Brust
- Während du dein Knie zur Brust ziehst, atmest du ein
- Sobald du in die Ausgangsposition zurückkehrst, atmest du aus
- Diese Übung funktioniert barfuß besser, da du dadurch nicht rutschst
- Versuche die Übung mindestens 30 Sekunden durchzuhalten.

Zu den effektivsten Übungen für den unteren Bauch zählen die speziellen Wall Crunches, bei denen du jedoch nicht auf dem Rücken liegst. Mit dieser Übung fokussierst du dich zwar auf deinen unteren Bauch, stärkst jedoch ebenso deine Oberschenkel. Die korrekte Ausführung der Übung erfordert ein gestärktes Zentrum, indem du auf die richtige Atmung achtest und dich kontrolliert vor- und zurückbewegst.

AUSFÜHRUNG

- Nimm zunächst den Vierfüßlerstand ein, wobei dein Gesäß zur Wand zeigt.
- Gehe nun langsam so weit nach hinten, dass deine Knie die Wand berühren, lege deine Schienbeine sowie den Fußspann an der Wand ab.
- Stütze dich auf deine Unterarme, wobei deine Ellenbogen sich in einem rechten Winkel befinden und deine Fingerspitzen nach vorne zeigen.
- Schiebe nun langsam dein Gesäß nach vorne, bis dein Bauch nahezu den Boden berührt.
- Atme unterdessen ein und halte die Spannung.
- Schiebe anschließend dein Gesäß so weit zurück, bis du mit deinem Po die Wand berührst.
- Atme dabei langsam aus.
- Achte darauf, die Spannung zu halten, da der Effekt der Übung verloren geht, wenn du zwischendurch die Muskulatur lockerst.
- Wiederhole die Übung 20 Mal.

16

WALL CRUNCHES FÜR DEN UNTEREN BAUCH

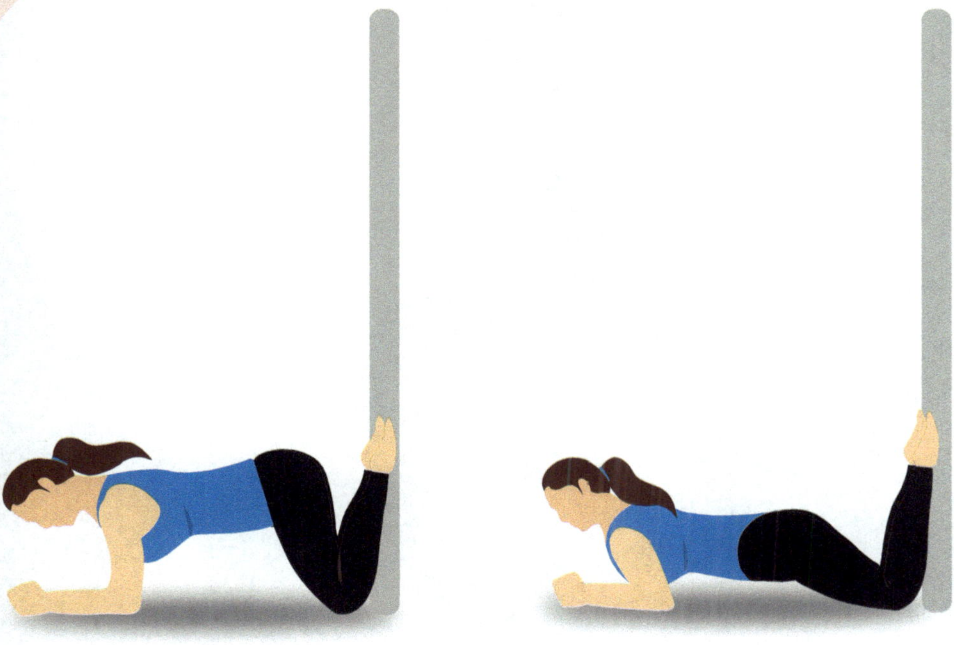

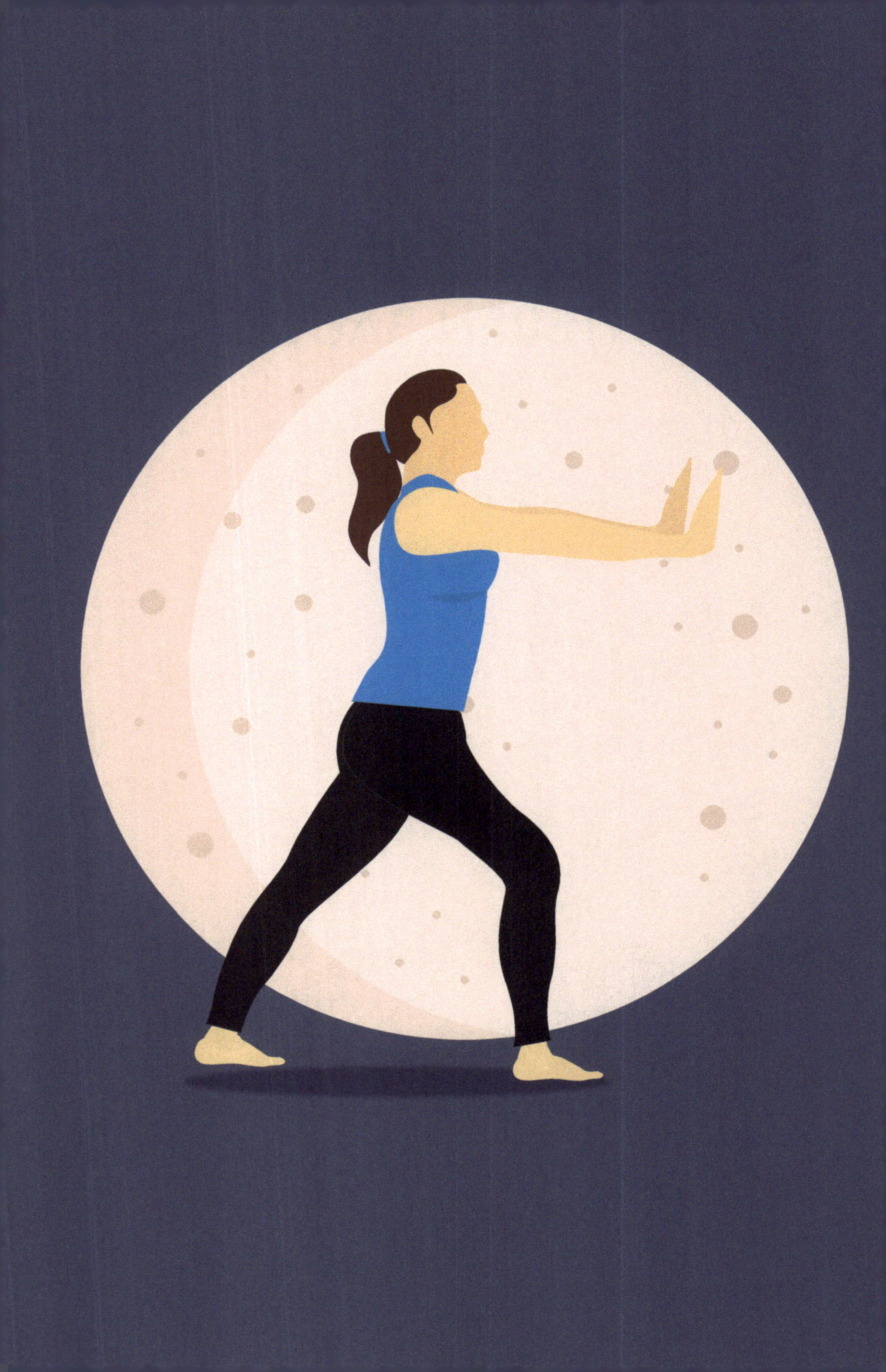

KRAFT *und* STABILITÄT

Die Wandpilatesübungen, die sich auf Kraft und Stabilität fokussieren, kräftigen den gesamten Körper - Muskeln, Knochen und Gelenke. Dabei geht es nicht nur um dein physisches Erscheinungsbild, sondern auch um deine mentale Einstellung. Mit den nachfolgenden Übungen stärkst du deinen Geist. Denn wer körperlich stark ist, meistert auch die geistigen Alltagsherausforderungen besser.

17
WALL SQUATS
(Kniebeugen)

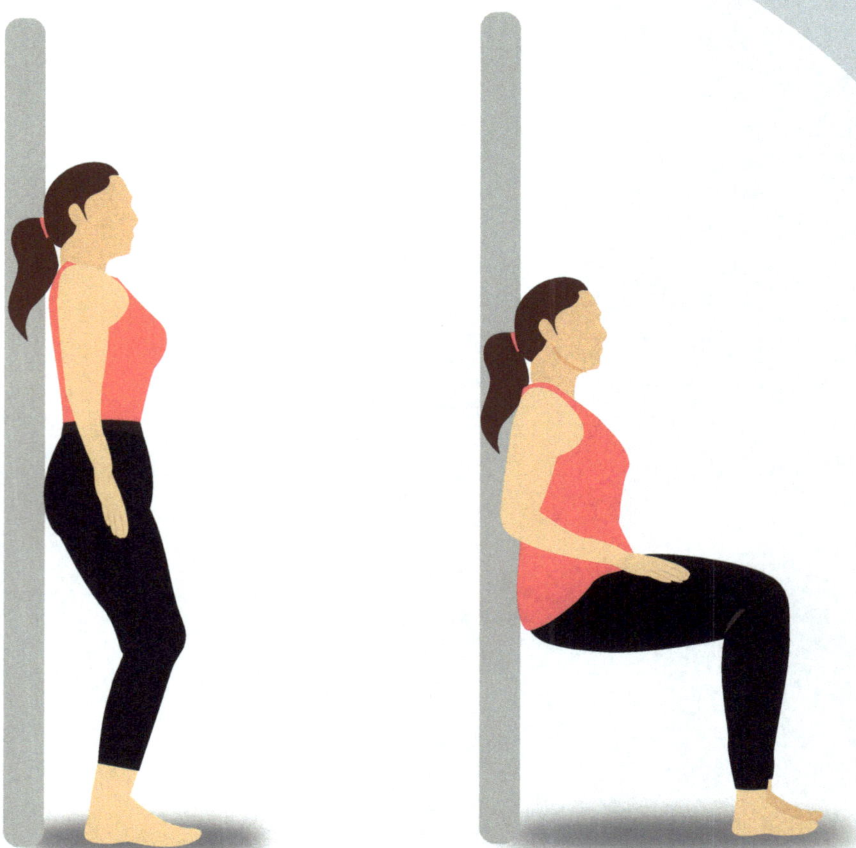

Wall Squats kräftigen und stabilisieren deinen gesamten Körper. Die Wand fungiert dabei als hervorragende Stütze, wodurch du diese anspruchsvolle Übung länger und leichter durchstehst. Deine Oberschenkel, Kniesehnen, Gesäßmuskulatur sowie dein Quadrizeps profitieren am meisten von den Wall Squats. Nach nur vier Wochen kannst du bereits die positiven Effekte spüren: Du bewegst dich besser und das Gehen fällt dir leichter. Zudem spürst du, wie sich deine Oberschenkel- und Gesäßmuskulatur gefestigt hat.

AUSFÜHRUNG

- Stelle dich mit deinen Füßen etwa einen Meter von der Wand entfernt auf.
- Dein Rücken zeigt Richtung Wand.
- Lehne dich mit deinen Schultern, Rücken und Gesäß gegen die Wand.
- Lege deine Arme seitlich ab.
- Beuge deine Knie und gleite langsam entlang der Wand nach unten, bis sie einen 90-Grad-Winkel zum Boden bilden.
- Atme während der Abwärtsbewegung langsam ein.
- Deine Oberschenkel sind parallel zum Boden.
- Halte kurz inne, bevor du deine Beine wieder in die Ausgangsposition bringst.
- Während du entlang der Wand nach oben gleitest, atmest du langsam aus.
- Wiederhole die Übung 10 Mal.

Mithilfe des Ausfallschrittes an der Wand mobilisierst und stabilisierst du effektiv dein Sprunggelenk. Du dehnst deine Waden- sowie Hinterschenkelmuskulatur und stärkst ebenso deinen Bizeps- und Trizepsmuskel. Auch deine Schultergelenke profitieren von dieser Übung, da du sie stabilisierst. Darüber hinaus stärkst du deine Brustmuskulatur und regulierst nebenbei deine Atmung. Bei diesem Ausfallschritt handelt es sich um eine leichtere, weniger anstrengende Version der Wall Lunges. Sie dienen als Vorübung für die anspruchsvolleren Wall Lunges, die die genannten Muskelbereiche noch intensiver kräftigen und stabilisieren.

AUSFÜHRUNG

- Drehe dich mit deinem Gesicht zur Wand.
- Gehe in den Ausfallschritt und stütze dich mit deinen Handflächen an der Wand ab.
- Deine rechte Fußspitze zeigt zur Wand.
- Verlagere dein Gewicht auf das vordere Bein.
- Beuge dich nun langsam nach vorne, indem du ins Knie gehst.
- Deine linke Ferse hebst du leicht an, so dass du mit dem linken Fuß lediglich auf deinen Fußballen stehst.
- Achte darauf, dass dein rechter Fuß komplett auf dem Boden bleibt.
- Atme unterdessen tief durch die Nase ein.
- Deine Ellenbogen winkelst du währenddessen ein.
- Während du in die Ausgangsposition zurückkehrst, atmest du aus.
- Wiederhole die Übung 15-mal auf jeder Seite.

18

WALL LUNGES

(Ausfallschritte)

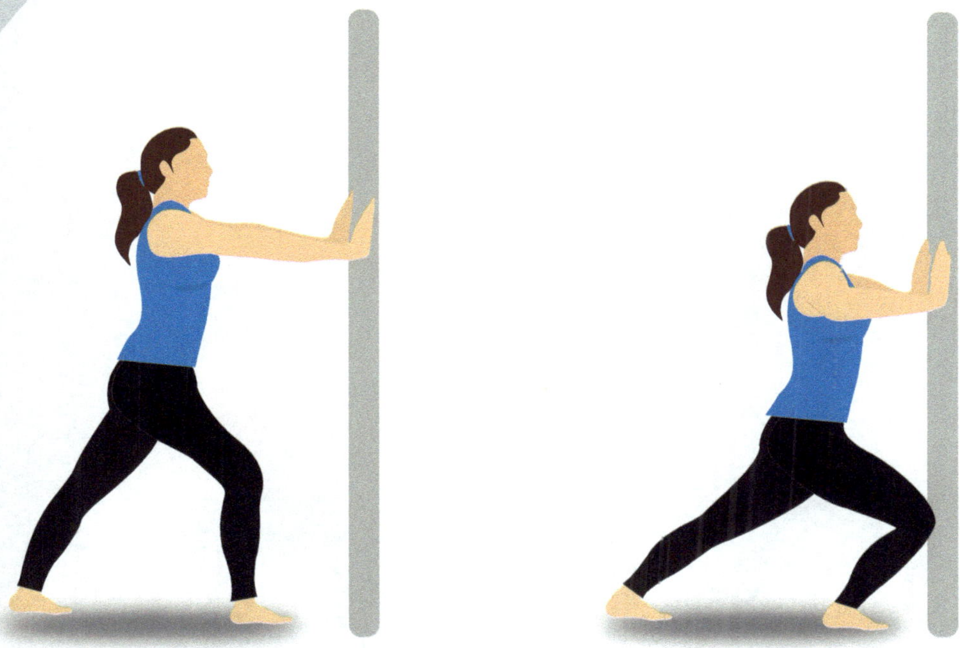

19

WALL LUNGES - HARD VERSION

(Ausfallschritte)

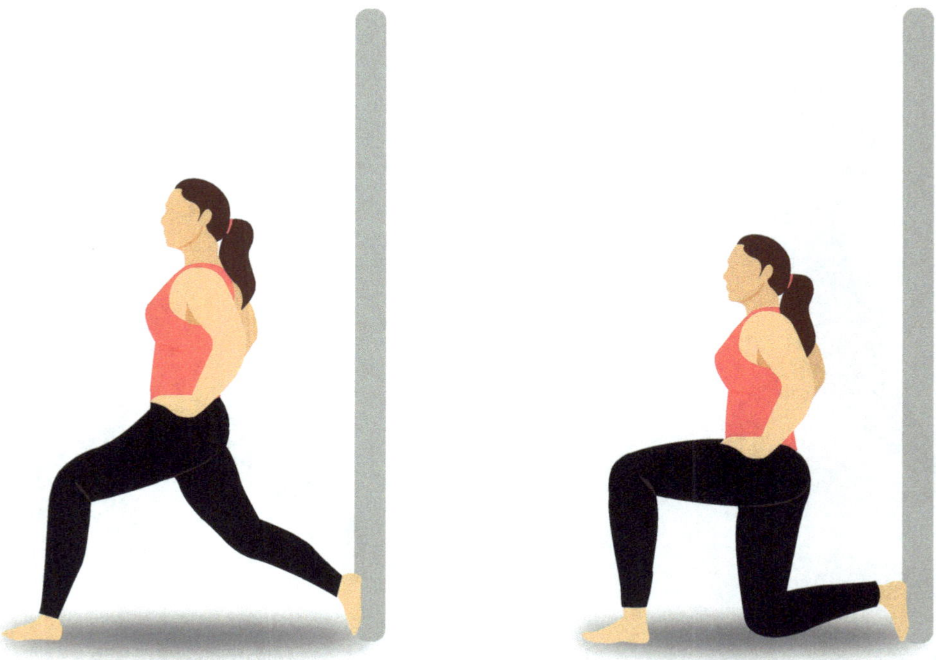

Bei dieser Ausführung handelt es sich um die anspruchsvollere Version. Dadurch hat sie einen höheren Effekt auf die Stabilität und Kräftigung deines Körpers. Du trainierst mit dieser Wandpilatesübung den größten Muskel deines Körpers: deine Oberschenkelmuskulatur. Deine Hüft- und Kniegelenke profitieren ebenso von dieser Low-Impact-Übung. Sie werden beweglicher, ohne jedoch zu stark beansprucht zu werden. Darüber hinaus verbesserst du deine Haltung und deine Atmung, da du deinen Oberkörper während der gesamten Übung aufrecht hältst. Währenddessen versorgst du deine Muskeln mit Sauerstoff, was die Qualität deiner Atmung deutlich verbessert. Auch deine Wirbelsäule erfährt dank dieser Übung eine intensive Kräftigung. So wirkst du sanft einer Versteifung deines Rückens entgegen.

AUSFÜHRUNG

- Drehe dich mit dem Rücken zur Wand.
- Hebe deinen linken Fuß und lehne deine Fußsohle gegen die Wand.
- Stütze deine Hände auf deiner Hüfte ab.
- Atme langsam durch die Nase ein und gleite so weit nach unten,
- bis dein linkes Knie den Boden berührt.
- Verweile kurz in dieser Position, ehe du langsam in die Ausgangsstellung zurückkehrst.
- Während du dich nach oben schiebst, atmest du langsam aus.
- Achte darauf, dass dein Oberkörper und deine Hüfte gerade sind.
- Gehe nicht ins Hohlkreuz, ansonsten verfehlt die Übung ihren Zweck.
- Wiederhole die Übung 5-mal auf jeder Seite.

Mit dem seitlichen Knieheben trainierst du deinen Gleichgewichtssinn. Du öffnest deine Hüfte und stärkst die Innenseite deiner Oberschenkel. Auch deine Koordinationsfähigkeit verbessert sich deutlich. Deine gesamte Bein- und Gesäßmuskulatur wird straffer und stärker. Deine Fußgelenke gewinnen ebenso an Flexibilität. Aufgrund der Übungsabfolge profitiert auch deine Konzentrationsfähigkeit von dieser Übung.

AUSFÜHRUNG

- Stelle dich seitlich neben die Wand, wobei der Abstand zwischen deinem Fuß und der Wand mindestens einen halben Meter beträgt.
- Deine linke Schulter zeigt zur Wand.
- Neige dich leicht auf die Seite und stütze dich mit deiner linken Handfläche an der Wand ab.
- Dein Arm ist dabei fast gestreckt und die Handfläche befindet sich oberhalb deines Kopfes.
- Hebe nun langsam dein rechtes Bein gestreckt und seitlich nach oben.
- Parallel dazu streckst du den rechten Arm nach oben.
- Atme dabei langsam durch die Nase ein.
- Nun winkelst du sowohl dein Bein als auch deinen Ellenbogen in einem 90-Grad-Winkel an.
- Ziehe dein Knie Richtung Ellenbogen, bis du mit einem Ellenbogen deine Kniescheibe berührst.
- Atme langsam aus, während du in die Ausgangsposition zurückkehrst.
- Wiederhole die Übung auf jeder Seite 15-mal.

20
ONE LEG KNEE RISE

(Knieheben)

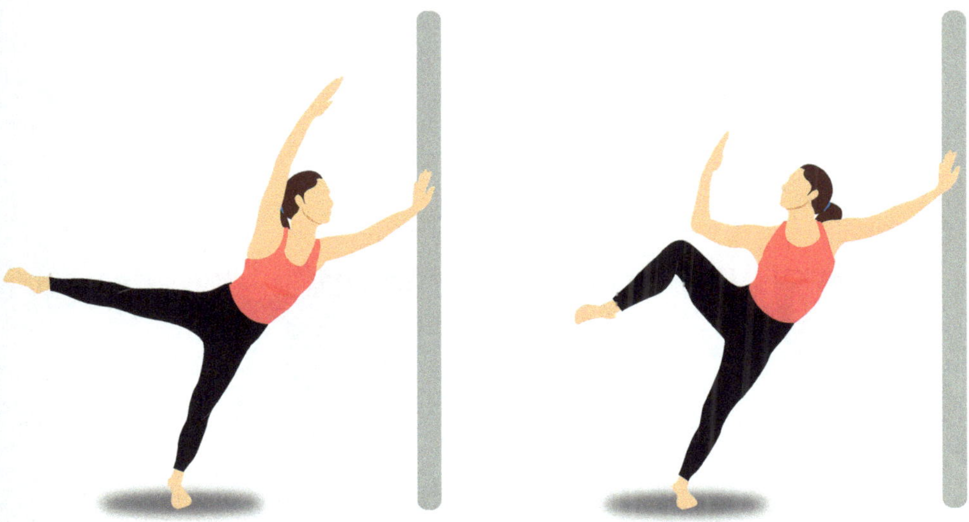

21

WALL KNEE RISE BACKWARDS

(Knieheben und Anwinkeln)

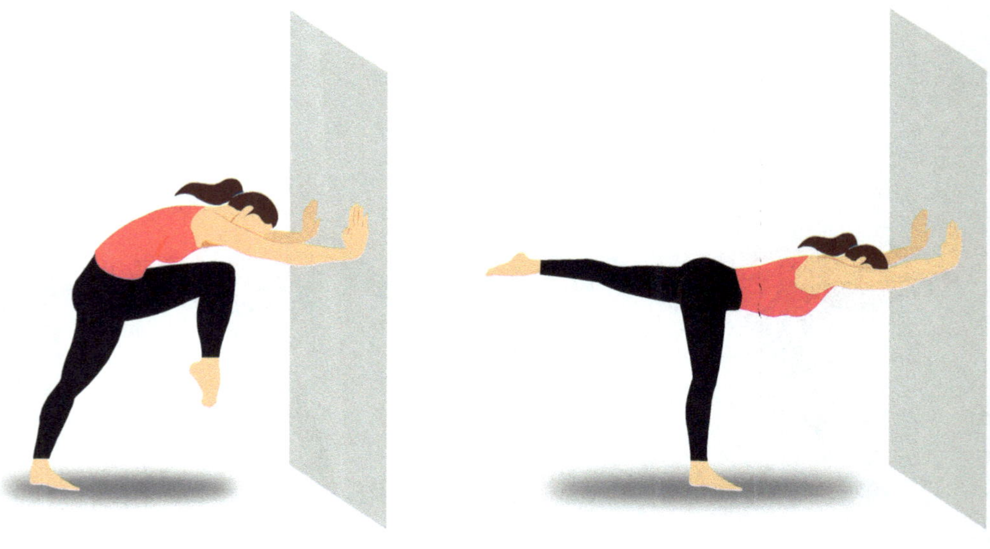

Diese Übung stabilisiert deine Wirbelsäule, deine Schultern und deine Hüfte. Sie kräftigt deine Rücken- sowie deine Bauchmuskulatur zugleich. Darüber hinaus wirkt sie einer Versteifung deines Nackens entgegen. Du verbesserst deine Balance und förderst mit dieser Wandpilatesübung einen aufrechten Gang. Zu guter Letzt fördert der Bewegungsablauf deine Konzentrationsfähigkeit. Im Alltag wirst du dadurch fokussierter und lässt dich seltener ablenken.

AUSFÜHRUNG

- Stelle dich gegenüber von der Wand hin, so dass du mit dem Gesicht zur Wand schaust.
- Der Abstand zur Wand beträgt etwa einen Meter.
- Beuge dich so weit nach vorne, bis dein Oberkörper parallel zum Boden ist.
- Stütze dich mit beiden Handflächen an der Wand ab, wobei deine Arme fast durchgestreckt sind.
- Hebe dein rechtes Bein gerade nach hinten, bis es eine Linie mit deinem Gesäß und Rücken bildet.
- Ziehe das Bein noch ein Stückchen nach oben, bis deine Fußsohle zur Decke zeigt.
- Atme währenddessen tief und langsam ein.
- Anschließend ziehst du dein Bein nach vorne, du winkelst es an, bis dein Knie deine Brust berührt.
- Atme dabei langsam aus, ehe du in die Ausgangsposition zurückkehrst.
- Wiederhole die Übung 10-mal auf jeder Seite.

Wall Bridges stabilisieren und kräftigen deinen Körper, weil du diese nur ausführen kannst, wenn du deinen gesamten Körper mobilisierst und anspannst. Deine Oberschenkel, Waden, Knie- und Hüftgelenke, Wirbelsäule, Beckenboden, Bauchmuskeln und Schulterblätter werden dank dieser Übung kräftiger. Da du deinen Rücken sowie deine Bauchmuskeln und deinen Beckenboden mit den Wall Bridges stärkst, verbesserst du deine Körperhaltung. Ein aufrechter Gang wirkt sich wiederum positiv auf deinen Geist aus. Du verfügst im Laufe der Zeit über eine gesunde Portion Selbstbewusstsein. Dank der aufrechten Gang- und Sitzhaltung verbessert sich ebenfalls deine Atmung. Für die Wall Bridges ist eine Yogamatte als Unterlage notwendig, da der Fußboden für die Brücke ein wenig zu hart ist.

AUSFÜHRUNG

- Lege dich auf die Yogamatte auf deinen Rücken.
- Hebe nun deine Beine an und stütze dich mit den Fußsohlen an die Wand.
- Deine Beine befinden sich in einem 90-Grad-Winkel, so dass deine Waden parallel zum Boden sind.
- Neben deinen Hüften sind deine Handflächen.
- Atme tief durch die Nase ein und schiebe dein Becken langsam nach oben.
- Achte darauf, dass die Kraft, mit der du dein Becken nach oben schiebst, tatsächlich aus deinem Becken und deiner Bauchmuskulatur kommt.
- Deine Hände dienen lediglich als Stütze.
- Schiebe dein Becken so weit nach oben, bis du ein Ziehen in deinen Oberschenkeln spürst.
- Verweile kurz in dieser Position.
- Atme aus und senke langsam deinen Rücken Wirbel für Wirbel ab.
- Wiederhole die Übung 15 mal.

22
WALL BRIDGES
(Brücke)

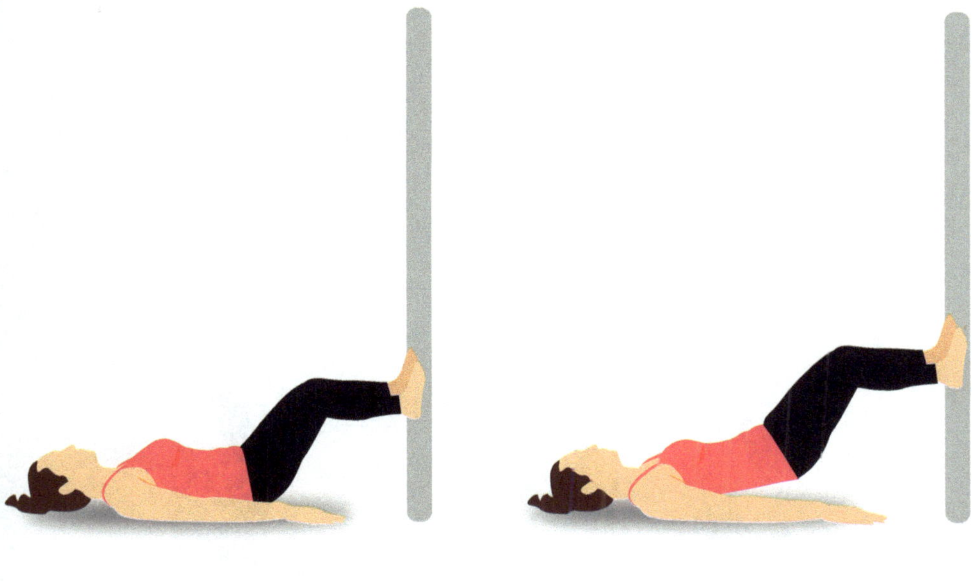

23
WALL BRIDGES RAISING LEG
(Wandbrücke mit Beinheben)

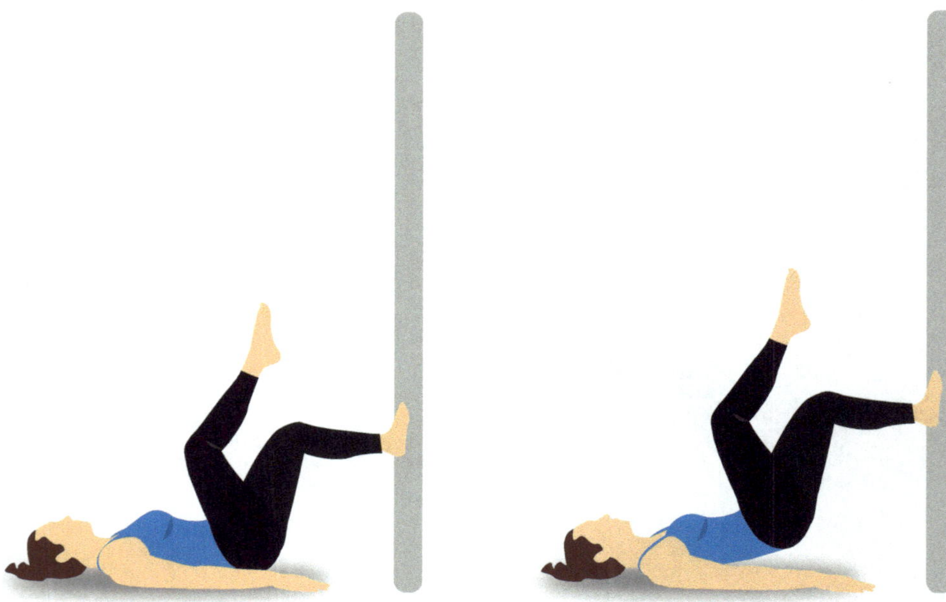

Die Wandbrücke mit dem Beinheben stellt eine intensivere Variante der klassischen Wall Bridges dar. Sie stärkt deine Beine ein wenig mehr als die vorige Übung. Deine Fußgelenke profitieren ebenso von der intensiven Position. Ganz nebenbei trainierst du auch dein Durchhaltevermögen, denn diese Übung verlangt dir eines ab: nicht aufgeben.

AUSFÜHRUNG

- Lege dich auf die Yogamatte auf deinen Rücken.
- Hebe nun deine Beine an und stütze dich mit den Fußsohlen an die Wand.
- Deine Beine befinden sich in einem 90-Grad-Winkel, so dass deine Waden parallel zum Boden sind.
- Neben deinen Hüften sind deine Handflächen.
- Atme tief durch die Nase ein und schiebe dein Becken langsam nach oben.
- Achte darauf, dass die Kraft, mit der du dein Becken nach oben schiebst, tatsächlich aus deinem Becken und deiner Bauchmuskulatur kommt.
- Deine Hände dienen lediglich als Stütze.
- Schiebe dein Becken so weit nach oben, bis du ein Ziehen in deinen Oberschenkeln spürst.
- Löse dein rechtes Bein von der Wand und strecke es nach oben, es darf leicht angewinkelt bleiben.
- Wippe mit deinem Becken auf und ab.
- Atme ein, sobald du dein Becken hebst, atme aus, sobald du es senkst.
- Wiederhole die Übung 10-mal pro Seite.

Mit den Liegestützen im Kniestand stabilisierst du deinen gesamten Körper - jedoch profitiert dein Zentrum sowie dein gesamter Oberkörper am meisten von dieser Wandpilatesübung. Du stärkst den Bizeps und den Trizeps. Zudem verbesserst du die Beweglichkeit deiner Ellenbogengelenke. Darüber hinaus öffnen die Liegestütze aus dem Kniestand deine Brust. Du verbesserst deine Atmung und deine Haltung. Deine Schultern werden ebenso stärker. Ein Rundrücken gehört dank dieser Übung der Vergangenheit an.

AUSFÜHRUNG

- Gehe in die Kniestellung und schaue dabei mit dem Gesicht zur Wand.
- Deine Oberschenkel und dein Oberkörper sind dabei aufrecht.
- Der Abstand zur Wand ist so groß, dass du gerade mit deinen ausgestreckten Armen die Wand berühren kannst.
- Stütze dich mit deinen Handflächen an der Wand ab.
- Deine Arme sind dabei ausgestreckt.
- Beuge dich langsam nach vorne und atme durch die Nase ein.
- Verweile kurz in dieser Position.
- Kehre langsam und kontrolliert in die Ausgangsstellung zurück und atme dabei aus.
- Wiederhole die Übung 25-mal.

24 LIEGESTÜTZEN IM KNIESTAND AN DER WAND

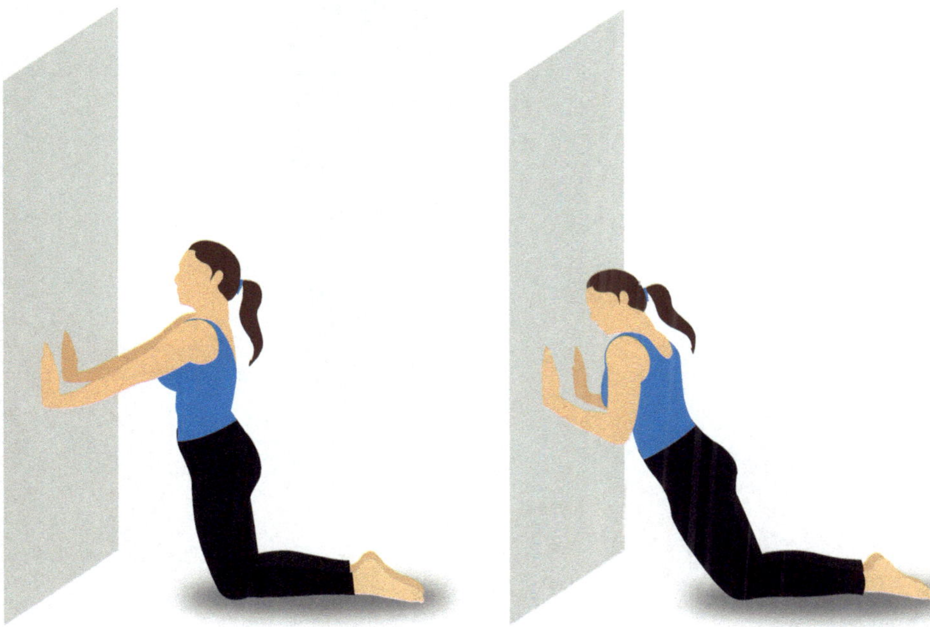

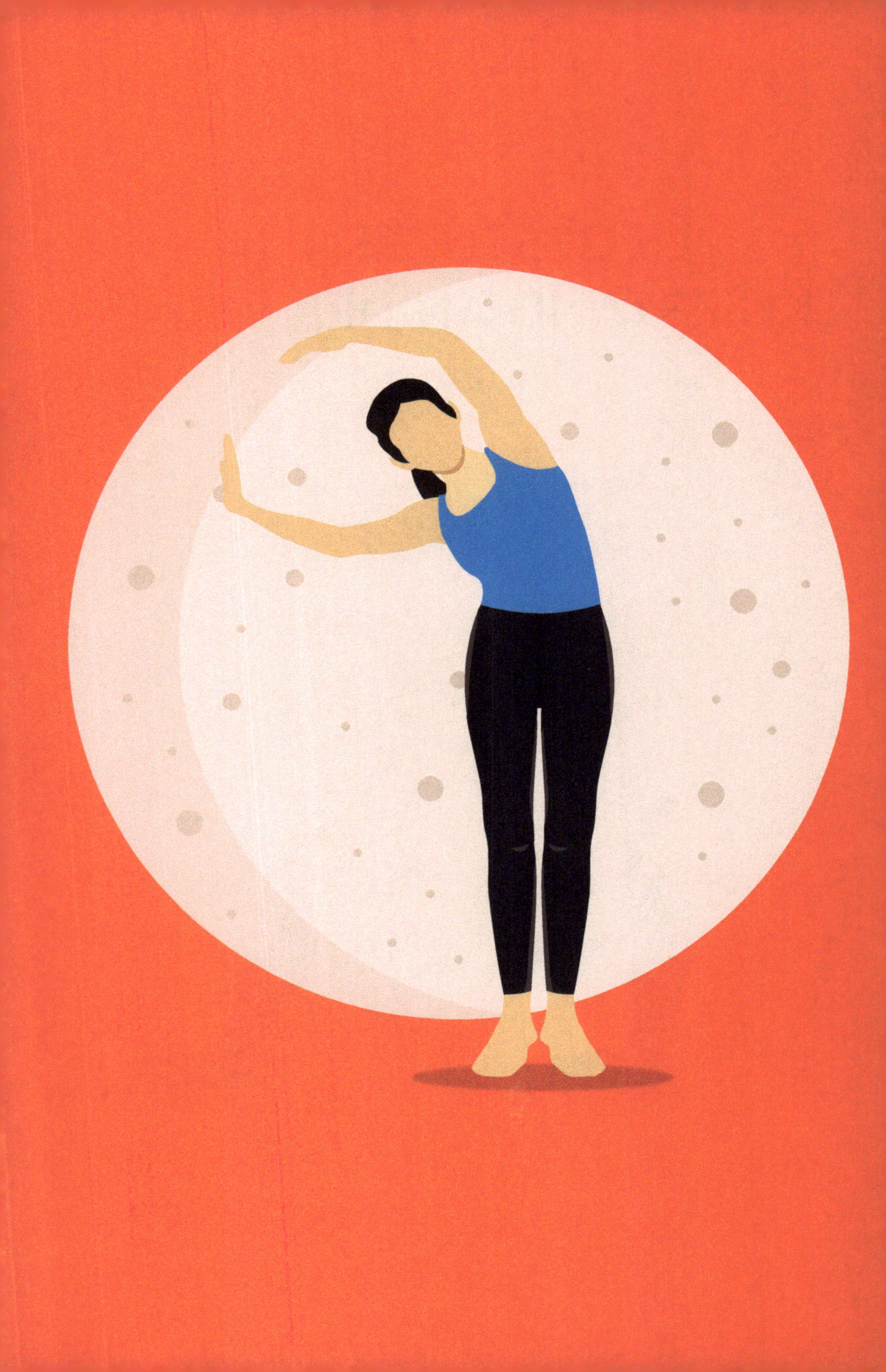

FLEXIBILITÄT *und* DEHNUNG

Da es sich bei Wandpilates um ein effektives Ganzkörpertraining handelt, dürfen die beiden Faktoren Flexibilität und Dehnung nicht vernachlässigt werden. Diese wichtigen Übungen wirken einer Verkürzung der Muskulatur entgegen. Sie halten deinen Körper geschmeidig und beweglich. Sie sind eine gute Vorbereitung für das intensive Fettverbrennungs-Wandtraining.

25
WALL HAMSTRING STRETCH
(Kniesehnendehnung)

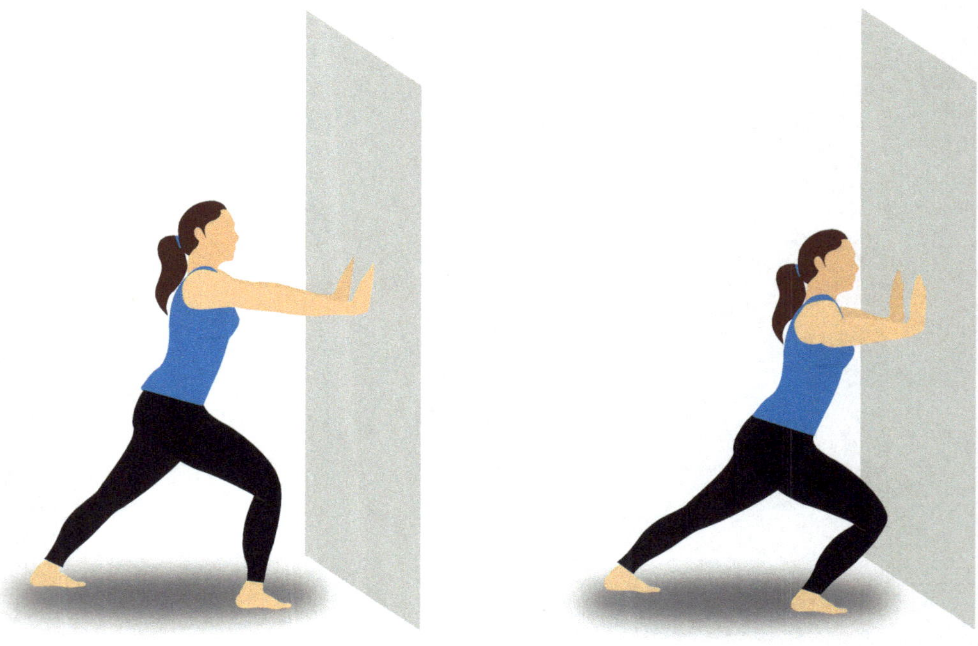

Beim Knie handelt es sich um ein Gelenk, das viel beansprucht wird. Deshalb ist eine gute Kniesehnendehnung notwendig, da sie die Verletzungsgefahr deutlich reduziert. Mit dieser Übung entspannst du deinen unteren Rücken. Auch die Spannung um dein Knie verbessert sich. Deine Kniesehnenflexibilität erhöht sich, was wiederum die Biomechanik sowie die Bewegungsfreiheit im Kniebereich steigert. Zu guter Letzt dehnt diese Übung auch die hintere Oberschenkelmuskulatur, die nach einer intensiven Dehnung eine bessere Bewegungsfreiheit verschafft.

AUSFÜHRUNG

- Stelle dich mit deinem Gesicht zur Wand.
- Stütze dich mit deinen Handflächen an der Wand ab.
- Strecke deine Arme aus.
- Gehe mit dem rechten Fuß ein Stück nach vorne und verlagere dein Gewicht auf diesen Fuß.
- Dein linker Fuß befindet sich ebenfalls auf dem Boden.
- Schiebe dein vorderes Knie Richtung Wand.
- Atme beim Vorschieben ein und beim Zurückschieben aus.
- Wiederhole die Übung auf der anderen Seite.

Die Waden-Dehnung spielt ebenso eine wichtige Rolle in Bezug auf die Durchblutung deiner Beine. Du verbesserst deine Beweglichkeit und bereitest deine Beine bestens auf das Fettverbrennungstraining vor. Darüber hinaus kräftigt die Wadendehnung deine Waden. Sie wirkt einer Verkürzung der Muskulatur entgegen und beugt zudem Verletzungen vor.

AUSFÜHRUNG

- Stelle dich mit deinem Gesicht zur Wand.
- Stütze dich mit deinen Handflächen an der Wand ab.
- Strecke deine Arme aus.
- Gehe mit dem rechten Fuß ein Stück nach vorne und verlagere dein Gewicht auf diesen Fuß.
- Hebe deine linke Ferse vom Boden und stütze dich auf deine Fußballen.
- Schiebe deinen Oberkörper langsam und nur soweit es die Dehnung zulässt Richtung Wand.
- Um die Dehnung zu spüren, ziehst du deine linke Ferse Richtung Boden, wobei sie dennoch nicht den Boden berührt.
- Halte diese Position fünf Atemzüge.
- Wiederhole die Übung auf der anderen Seite.

26

WALL CALF STRETCH

(Waden-Dehnung)

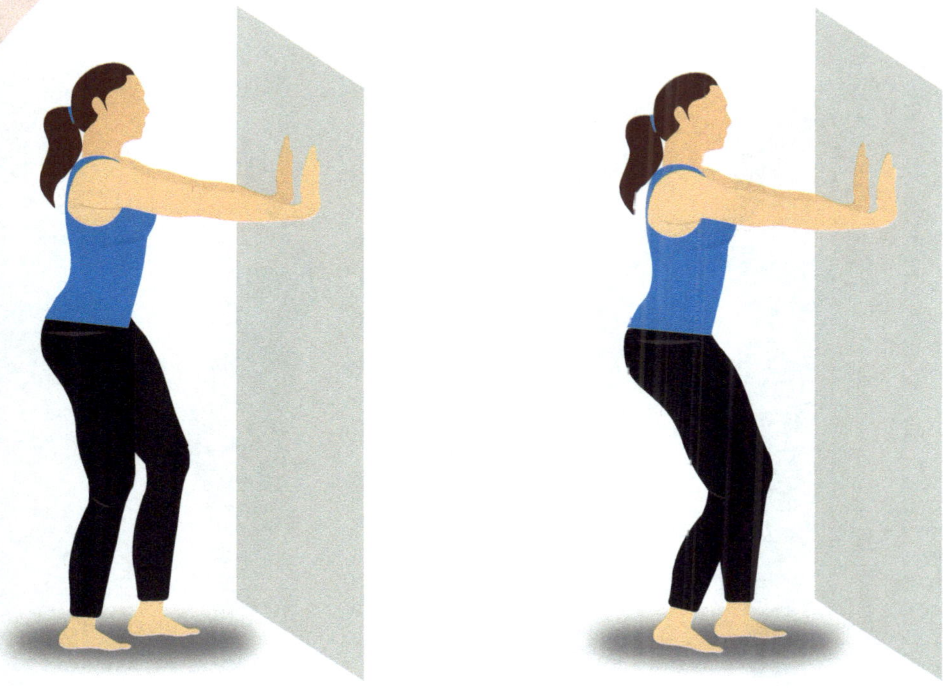

27
WALL CHEST OPENER

(Brustöffner)

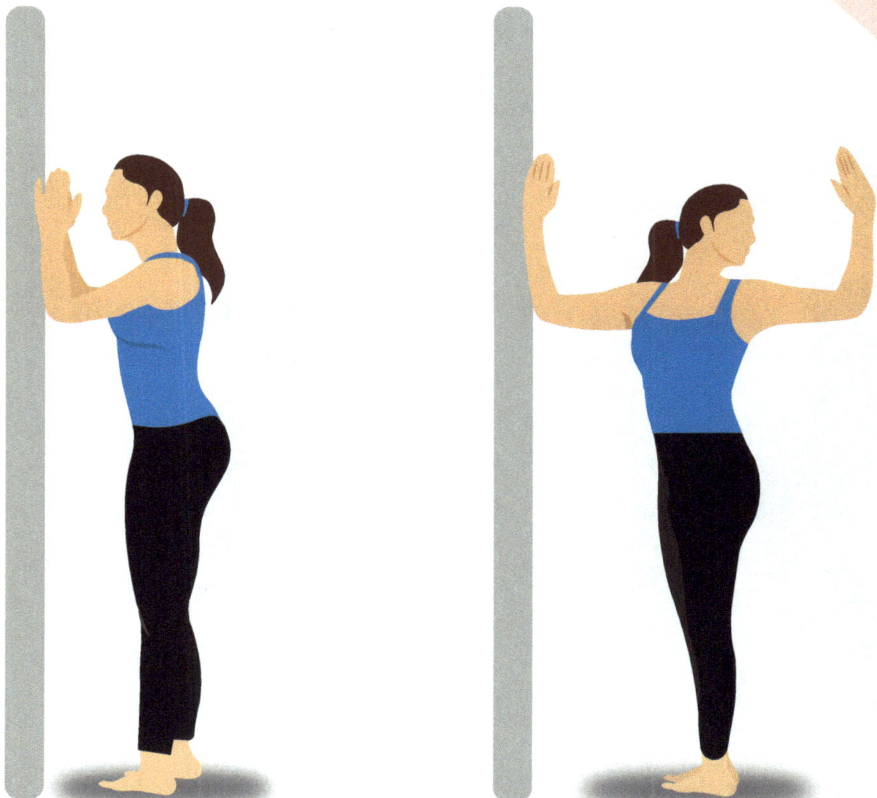

Mithilfe des Brustöffners dehnst du deinen gesamten Oberkörper, wobei deine Brust am meisten von dieser Übung profitiert. Du setzt dich mit der bewussten Atmung auseinander, was sich wiederum positiv auf deinen Körper und deinen Geist auswirkt. Kurzatmigkeit sollte nach regelmäßigem Üben des Brustöffners selten bis gar nicht auftreten. Deine Konzentration verbessert sich ebenso dank des Wall Chest Openers.

AUSFÜHRUNG

- Stelle dich mit dem Gesicht zur Wand.
- Deine Füße stehen eng nebeneinander und zeigen Richtung Wand.
- Hebe deine Arme und stütze dich mit beiden Ellenbogen an der Wand ab.
- Löse nun deinen linken Arm und drehe deinen Oberkörper langsam nach links.
- Verweile kurz in der Position.
- Drehe dich in die Ausgangsstellung zurück.
- Atme langsam dabei aus.
- Wiederhole die Übung 10-mal.
- Wechsle nun die Seite und führe auch hier die Übung 10-mal durch.

Mit der Dehnung der Hüfte an der Wand verbesserst du nicht nur deine Flexibilität, sondern auch dein Gleichgewicht. Auch deine Taille formst du mit dieser sanften Dehnung. Mithilfe dieser speziellen Übung erhöhst du die Flexibilität deiner Wirbelsäule, da es sich hier um eine Bewegung handelt, die du im Alltag in der Regel nicht machst. Gleichzeitig lockerst und dehnst du deinen unteren Rücken und beugst Schmerzen vor.

AUSFÜHRUNG

- Stelle dich seitlich neben die Wand.
- Deine Füße stehen eng nebeneinander.
- Stütze dich mit deinem rechten Arm an der Wand ab.
- Hebe deinen linken Arm nach oben und beuge dich leicht auf die rechte Seite Richtung Wand.
- Deine linke Handfläche zeigt Richtung Decke.
- Atme währenddessen tief durch die Nase ein.
- Verweile kurz in dieser Position.
- Kehre in die Ausgangsstellung zurück und atme dabei aus.
- Wiederhole die Übung 10-mal.
- Wechsle auf die andere Seite und führe die Übung ebenfalls 10-mal durch.

28

DEHNUNG DER HÜFTE AN DER WAND

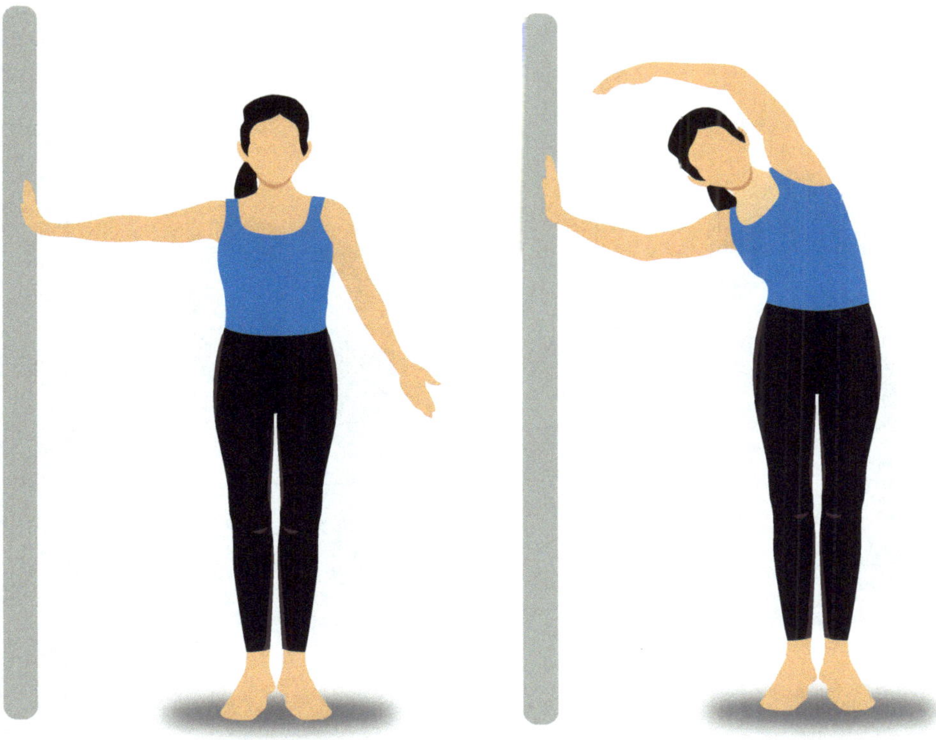

29
RÜCKENDEHNUNG AN DER WAND

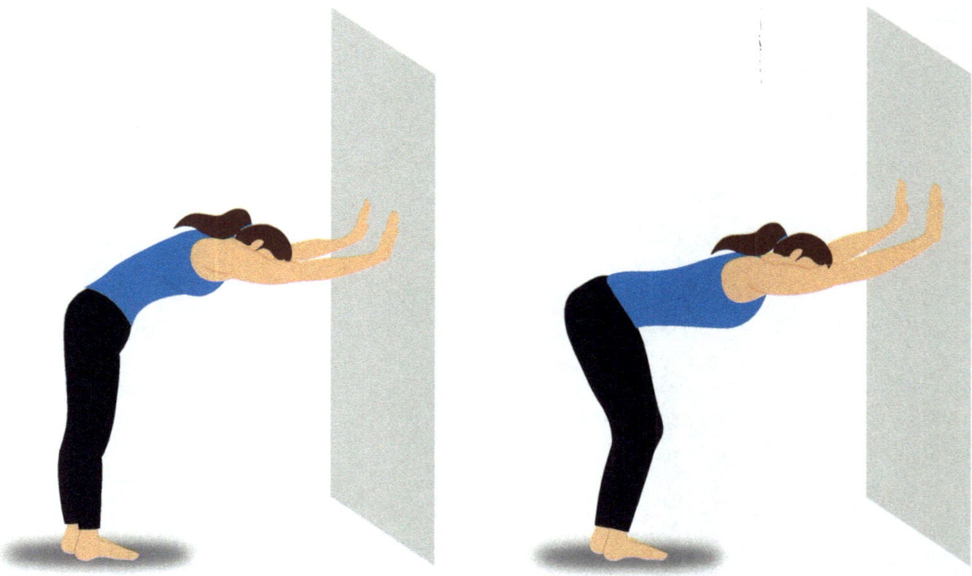

Der Rücken spielt bei sämtlichen Wandpilatesübungen eine wichtige Rolle. Deshalb benötigt er eine ausgiebige Dehnung, um die Verletzungsgefahr zu minimieren. Generell ist der Rücken im Alltag starken Belastungen ausgesetzt, unabhängig davon, ob du einer Tätigkeit im Sitzen oder im Stehen nachgehst. Mit der Rückendehnung verbessert sich deine Flexibilität, dein Gang und deine Atmung. Verspannungen und Schmerzen treten seltener bis gar nicht auf.

AUSFÜHRUNG

- Stelle dich mit dem Gesicht zur Wand.
- Stütze dich mit deinen Handflächen an der Wand ab.
- Deine Arme sind ausgestreckt.
- Beuge dich langsam so weit nach vorne, bis sich dein Gesicht zwischen deinen Armen befindet.
- Der Blick geht zum Boden.
- Gehe dabei leicht in die Knie.
- Halte die Position für vier Atemzüge.
- Strecke anschließend deine Knie durch und gehe mit deinem Oberkörper nach oben, wobei dein Kopf zwischen deinen Armen bleibt.
- Halte die Position erneut für vier Atemzüge.
- Wiederhole die Übung fünfmal.

Mit dieser Übung dehnst du deinen unteren Rücken, deine Beine und deine Fußgelenke. Durch die Dehnung verbesserst du die Flexibilität deiner Füße und stärkst gleichzeitig deine Fußgelenke, wodurch du das Verletzungsrisiko durch ein ungewolltes Umknicken minderst. Darüber hinaus wirkst du einer Versteifung deiner Füße entgegen. Nebenbei dehnst du auch deine Waden sowie deine Hinterschenkelmuskulatur. Dein Rücken hingegen entspannt während dieser Wandpilatesübung.

AUSFÜHRUNG

- Lege dich mit dem Rücken auf deine Yogamatte.
- Rücke mit deinem Gesäß bis zur Wand.
- Deine Arme liegen ausgestreckt neben deinem Oberkörper.
- Hebe deine Beine und lehne sie komplett an die Wand.
- Deine Fersen sind an der Wand angelehnt.
- Deine Fußsohlen zeigen Richtung Decke.
- Atme langsam ein und ziehe nur deine Zehenspitzen nach unten zu deinem Bauch.
- Verweile kurz in dieser Position.
- Kehre dann zur Ausgangsstellung zurück und atme langsam aus.
- Wiederhole die Übung 15-mal.

30

DEHNUNG DES UNTEREN RÜCKENS UND DEHNUNG DER FUSSGELENKE

(Lower Body Stretch)

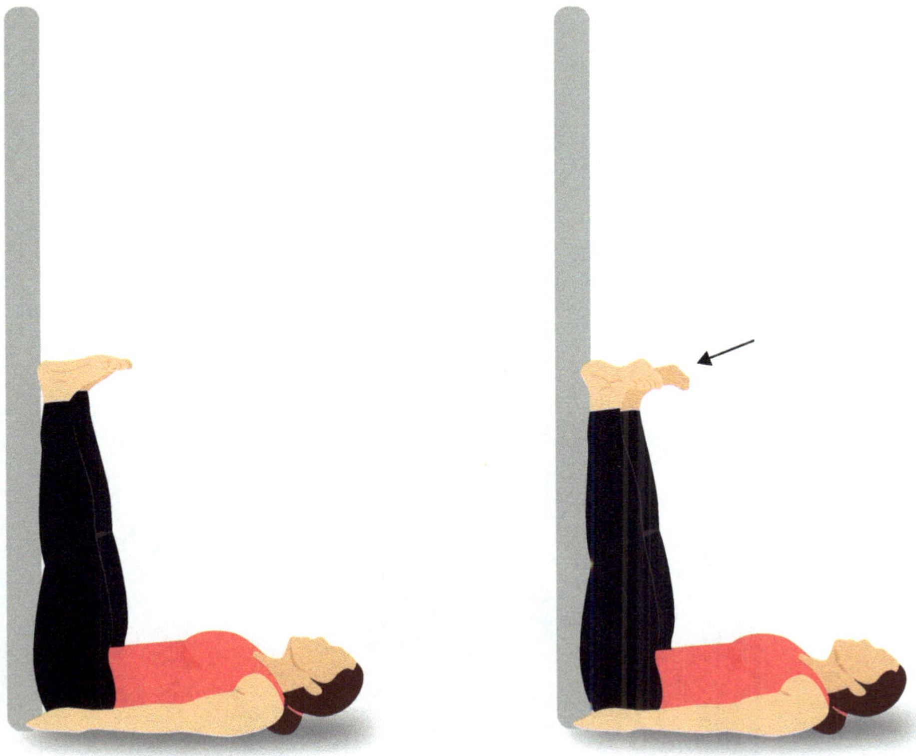

31
DEHNUNG DER OBER-SCHENKELINNENSEITE

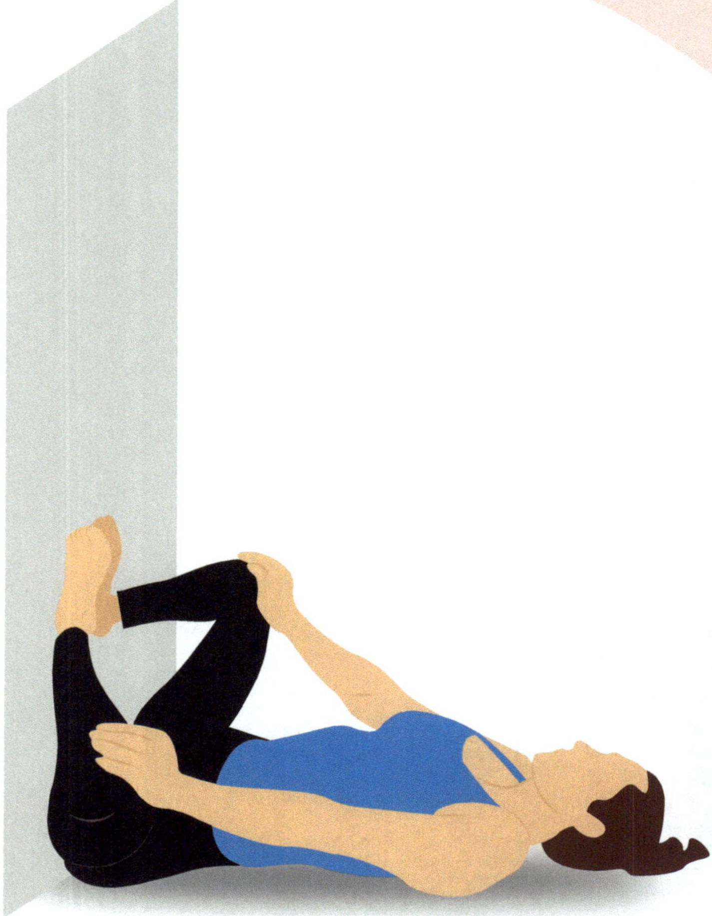

Diese Übung beugt einer Verkürzung deiner Muskulatur vor und reduziert das Verletzungsrisiko. Zusätzlich erhöhst du die Flexibilität deiner Knie- und Fußgelenke. Allerdings erfüllt diese Dehnübung einen weiteren, unterschätzten Zweck: Sie beruhigt deine Gedanken und bringt dich in die Gegenwart. Säuglinge nehmen eine ähnliche Stellung ein. In dieser Position sind sie in der Regel stets entspannt und zufrieden. Wenn du diese Dehnübung an der Wand machst, entspannst du deinen Geist. Dadurch rückt der Alltagsstress für einen gewissen Zeitraum in den Hintergrund. Solche Auszeiten fördern dein mentales und körperliches Wohlbefinden.

AUSFÜHRUNG

- Lege dich mit dem Rücken auf die Yogamatte.
- Rücke so weit nach vorne, bis dein Gesäß die Wand berührt.
- Schiebe deine Knie nach außen, so dass sich deine Fußsohlen berühren.
- Drücke mit deinen Handflächen auf deine Knie, um die Dehnung der Innenschenkel zu erhöhen.
- Versuche diese Position für zehn Atemzüge zu halten.

Die Dehnung der Arme fördert die Durchblutung und wirkt einer Verkürzung der Muskulatur entgegen. Des Weiteren strafft sie deine Oberarme auf sanfte Art. Auch deine Schulter-, Ellbogen- und Handgelenke werden dank dieser Übung flexibler. Sofern du einer sitzenden Tätigkeit nachgehst und viel am Computer arbeitest, kannst du die Dehnung der Arme zwischendurch im Büro oder im Homeoffice machen. Sie wirkt effektiv gegen Verspannungen im Nacken.

AUSFÜHRUNG

- Stelle dich seitlich neben die Wand.
- Deine Füße sind hüftbreit auseinander.
- Strecke deinen linken Arm aus und stütze dich mit deiner rechten Hand an der Wand ab.
- Hebe deinen linken Arm nach oben, bis deine Handfläche Richtung Decke zeigt.
- Atme unterdessen tief durch die Nase ein.
- Ziehe deine rechte Wange auf deine rechte Schulter, bis du ein leichtes Ziehen auf deiner linken Halsseite spürst.
- Achte darauf, dass dein rechter Arm gestreckt bleibt, um den Dehnungseffekt zu erzielen.
- Kehre langsam zur Ausgangsposition zurück und atme dabei langsam aus.
- Wiederhole die Übung 10-mal, ehe du die Seite wechselst.

32
DEHNUNG DER ARME

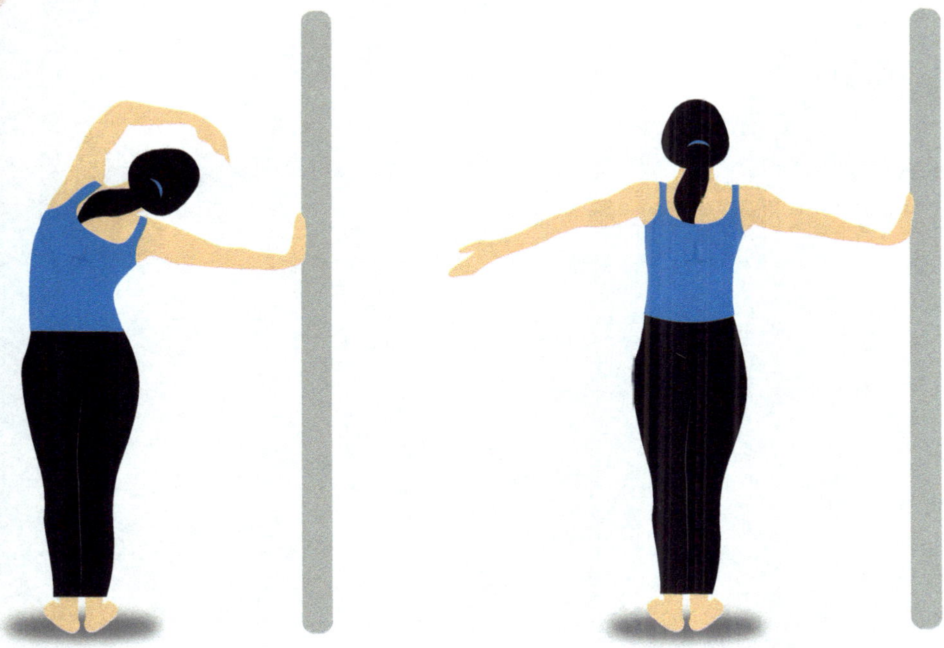

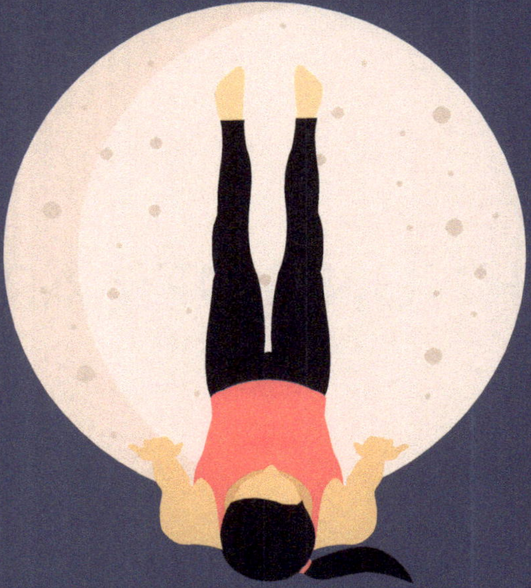

GANZKÖRPER-TRAINING *zur* FETTVERBRENNUNG

Ein effektives Ganzkörpertraining unterstützt die Fettverbrennung. Beim Wandpilates-Ganzkörpertraining handelt es sich um ein Low-Impact-Training, das dir dabei hilft, unerwünschte Pfunde – ohne Jojo-Effekt – dauerhaft loszuwerden. Nach den nachfolgenden Übungen fühlst du dich besser, beweglicher und glücklicher. Allerdings erzielt das Ganzkörpertraining nur dann den gewünschten Erfolg, wenn du es regelmäßig durchführst. Hierbei spielt die Regelmäßigkeit die Hauptrolle. Zur Fettverbrennung kommt es nur, wenn du die Übungen mindestens dreimal pro Woche ausführst. Deshalb erreichst du dein Ziel am besten, indem du an festgelegten Tagen das Ganzkörpertraining durchführst.

Mit diesen Wandpilates-Übungen förderst du neue Trainingsanreize für dein Muskelwachstum im gesamten Körper, was sich wiederum positiv auf die Fettverbrennung auswirkt. Hierbei handelt es sich um ein ultraintensives Intervalltraining. Was bedeutet das im Hinblick auf die Gewichtsreduktion? Dank diesen Übungen trainierst du die gesamte Zeit in einem hohen Pulsbereich. Dadurch kurbelst du die Fettverbrennung effektiv an.

Wie läuft ein HIIT-Wall-Pilates Training ab?

Dich erwarten zehn effektive Wandpilates-Übungen. Alle Übungen dauern zwischen 30 Sekunden und einer Minute. Dazwischen machst du immer eine kurze Verschnaufpause. Während der Pause kannst du auch einen Positionswechsel durchführen. Je nachdem, wie lange du schon Sport machst oder wie fit du dich fühlst, kannst du die Übungen in einem oder auch in zwei Durchgängen machen.

Während du die Übungen wie beschrieben ausführst, bleibt deine Herzfrequenz über das gesamte Workout erhöht. Falls es dir jedoch zu viel werden sollte, machst du entweder eine Pause oder du führst die Fatburner-Übungen als Low-Impact-Übungen aus. Du hältst das Fatburner-Training länger und besser durch, indem du auch hier die korrekte Atmung nicht vergisst. Achte darauf, weiterzuatmen, wenn du die Übungen machst, anstatt die Luft anzuhalten.

Bevor du jedoch mit dem Fatburner-Wandpilates-Training startest, ist es wichtig, dass du dich aufwärmst. Auf diese Weise beugst du ernsthaften Verletzungen vor und kannst die Übungen zur Fettverbrennung besser ausführen. Nur so erzielst du den gewünschten Effekt.

Eignet sich das HIIT wirklich für jeden? Ja, denn es spielt keine Rolle, ob du Anfängerin oder Anfänger bist, mit Rückenbeschwerden kämpfst oder dich soeben von einer Verletzung erholt hast. Die Übungen sind effektiv und gelenkschonend, solange du dich an den beschriebenen Bewegungsablauf hältst. So steht deiner erfolgreichen Gewichtsreduktion nichts im Weg.

Die Wall Plank ist eine Erweiterung der klassischen Plank. Bei dieser Version benötigst du jedoch mehr Kraft. Du spannst deinen Körper ebenso intensiver an als bei der normalen Plank. Sie stärkt deine Rumpf- und Gesäßmuskulatur. Auch Arme, Schultern, Bauch und Brust werden mit der Wall Plank kräftiger. Die Muskelmasse, die du aufbaust, verbrennt das Fettgewebe. Infolgedessen eignet sie sich ideal für Menschen, die abnehmen wollen.

AUSFÜHRUNG

- Gehe in die Liegestützposition.
- Deine Füße zeigen zur Wand.
- Strecke deine Arme aus und presse deine Fußsohlen gegen die Wand.
- Achte darauf, dass dein Körper eine gerade Linie bildet.
- Halte die Spannung und falle dabei nicht ins Hohlkreuz.
- Bleibe in dieser Position 30 Sekunden.
- Setze dann deine Beine ab und mache 30 Sekunden Pause.
- Wiederhole die Übung insgesamt vier Mal.

33
WALL PLANK

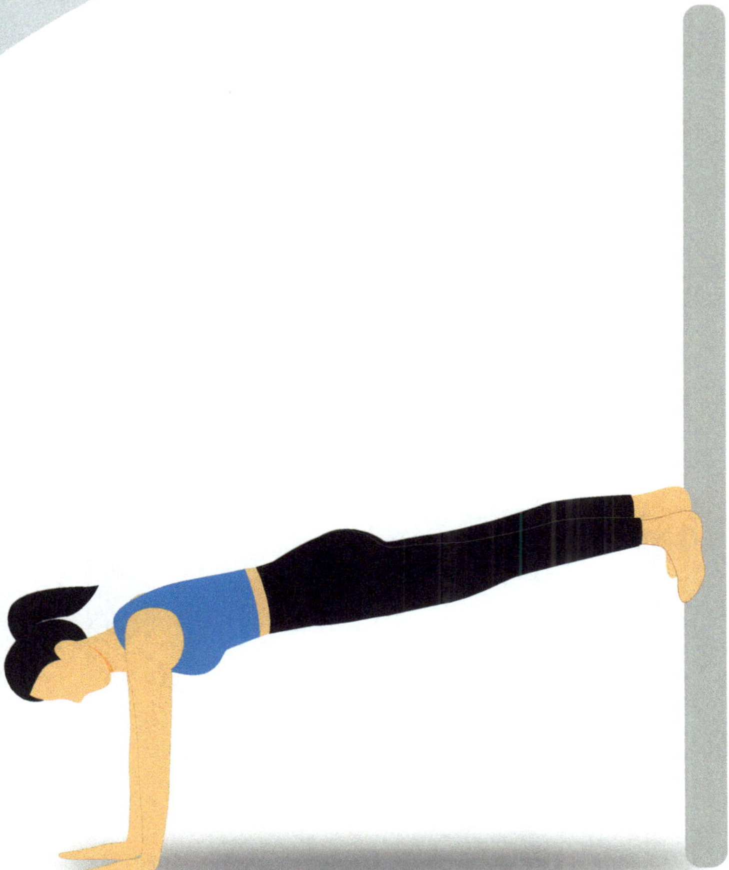

34
WALL SIDE PLANK
(Seitlicher Plank)

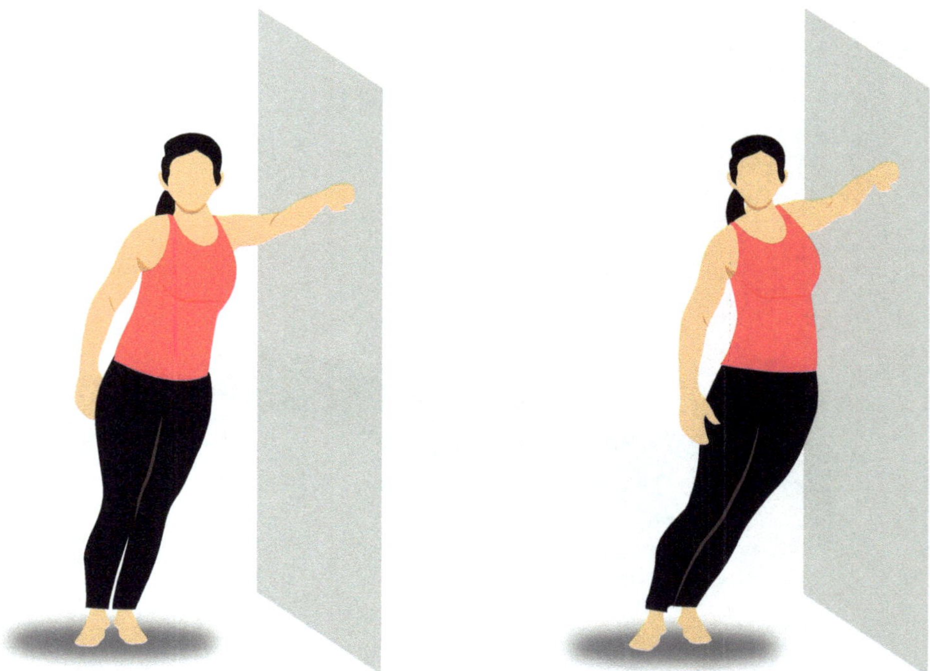

Die seitliche Wall Plank im Stehen ist nicht nur ein Fatburner, sondern auch eine Übung, die die Beweglichkeit deiner Hüfte fördert. Darüber hinaus trainierst du mit der seitlichen Wall Plank deine geraden und schrägen Bauchmuskeln. Dadurch verbrennst du effektiv Fett und nimmst erfolgreich ab. Bei der seitlichen Plank übernehmen deine Oberarme die intensive Aufgabe, deinen Oberkörper langsam hin und her zu bewegen. Dadurch stärkst du deinen Bizeps, Trizeps und deine Schultern. Auch deine Wirbelsäule wird durch die Wall Side Plank intensiv trainiert.

AUSFÜHRUNG

- Stelle dich seitlich neben die Wand.
- Hebe deinen Arm bis zur Schulterhöhe nach oben.
- Winkle deinen Ellenbogen im rechten Winkel an.
- Stütze dich mit deinem Unterarm an der Wand ab.
- Gehe einen kleinen Schritt zur Seite, so dass du dich mit deinem Gewicht gegen die Wand lehnst.
- Ziehe deine Hüfte Richtung Wand.
- Atme unterdessen durch die Nase tief ein.
- Schiebe langsam deine Hüfte wieder nach außen.
- Atme dabei langsam aus.
- Wiederhole die Übung 20-mal, ehe du die Seite wechselst.

Die Schritte an der Wand sind ein unverzichtbarer Bestandteil eines effektiven Fettverbrennungstrainings. Denn sie verbrennen Kalorien und lassen die Pfunde purzeln. Dabei vereinen sie ein effektives Fatburner- mit einem Muskelaufbautraining. Mit dieser Wandpilates-Übung stärkst du dein Zentrum, deine Hüftgelenke, deine Oberschenkelmuskulatur und deine Fußgelenke. Ganz nebenbei erhöhst du auch dein Durchhaltevermögen. Sowohl für deinen Rücken als auch für deine Schultern stellt diese Übung eine Wohltat dar, denn sie kräftigt diesen Körperbereich. Haltungsschäden kannst du dadurch entweder korrigieren oder vorbeugen.

AUSFÜHRUNG

- Lege dich mit dem Rücken auf deine Yogamatte.
- Deine Arme liegen ausgestreckt neben deinen Hüften und dienen als Stütze.
- Rücke so weit nach vorne zur Wand, bis du deine Fußsohlen an der Wand platzieren kannst.
- Deine Beine sind in einem 90-Grad-Winkel angewinkelt.
- Schiebe langsam dein Becken nach oben, bis du lediglich mit den Schulterblättern auf der Yogamatte liegst.
- Deine Arme dienen als Stütze.
- Strecke nun dein linkes Bein aus, sodass deine linke Ferse die Wand berührt.
- Wiederhole diesen Schritt mit deinem rechten Bein.
- Kehre zur Ausgangsposition zurück, indem du zuerst dein linkes Bein anwinkelst, dann dein rechtes.
- Führe diese Übung eine Minute durch.
- Mache anschließend 30 Sekunden Pause.
- Wiederhole die Übung so oft, bis du ganze fünf Minuten trainiert hast.

35

LAUFEN IM LIEGEN AN DER WAND ENTLANG

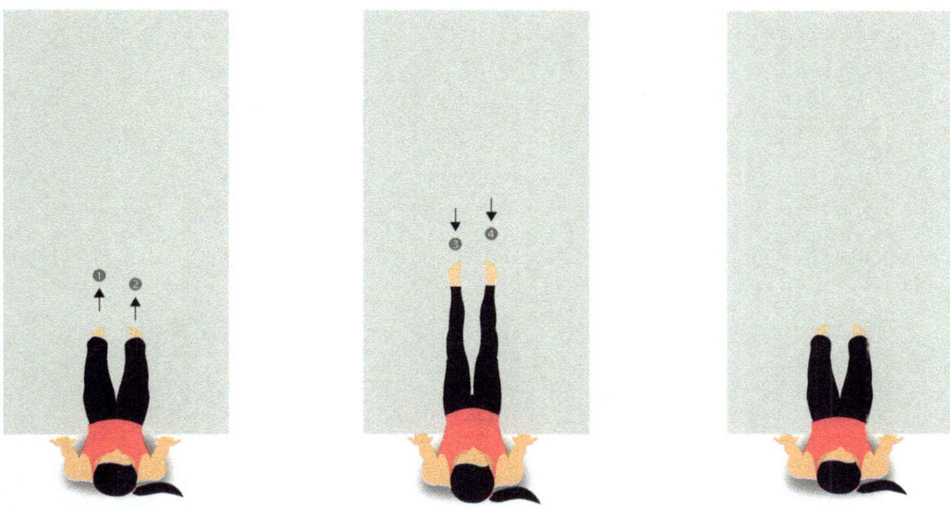

36
HÜFTE KREISEN

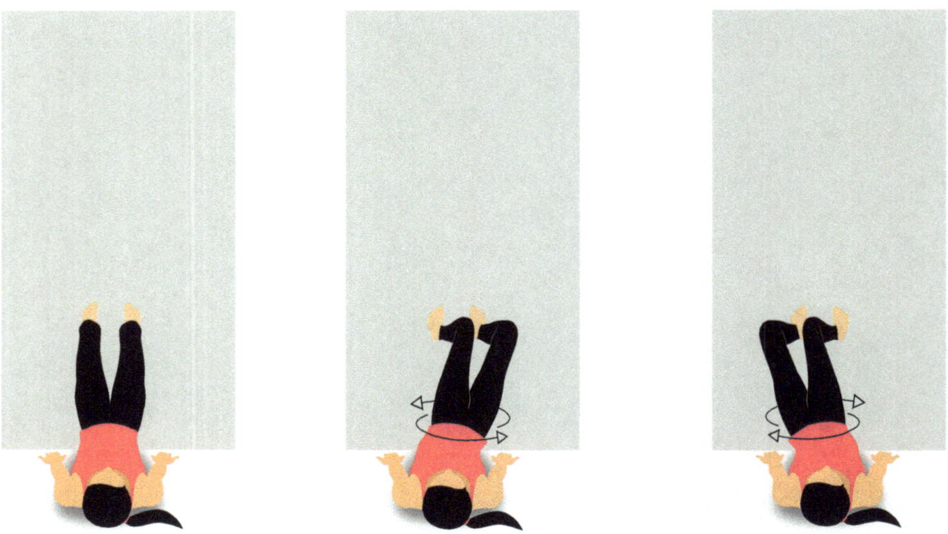

Mit dieser Wandpilatesübung formst du deine Taille. Du stärkst deine gesamte Bauch- und Rückenmuskulatur und verbrennst zahlreiche Kalorien. Bei dieser Übung geht es jedoch um mehr als um die bloße Fettverbrennung, um Gewicht zu reduzieren. Stattdessen stärkst du deine Flexibilität, Koordinations- und Konzentrationsfähigkeit. Darüber hinaus verbesserst du hiermit deine Ausdauer. Allerdings besticht die Übung mit weiteren Vorteilen: Du verbrennst Kalorien und stärkst deine Fußgelenke sowie deine Fußmuskulatur. Dadurch verbesserst du deinen Gang und knickst im Alltag selten – bis gar nicht – um.

AUSFÜHRUNG

- Lege dich mit dem Rücken auf deine Yogamatte
- Deine Arme liegen ausgestreckt neben deinen Hüften, sie dienen als Stütze
- Rücke so weit nach vorne zur Wand, bis du deine Fußsohlen auf der Wand platzieren kannst
- Deine Beine sind in einem 90-Grad-Winkel angewinkelt
- Schiebe langsam dein Becken in einer Halbkreisbewegung nach links, bis du lediglich mit den Schulterblättern auf der Yogamatte liegst
- Deine Arme dienen als Stütze, deine Fußsohlen drücken fest gegen die Wand
- Kehre zur Mitte zurück und schiebe nun dein Becken in einer Halbkreisbewegung nach rechts
- Führe diese Übung eine Minute durch
- Mache anschließend 30 Sekunden Pause
- Wiederhole die Übung so oft, bis du ganze fünf Minuten trainiert hast

Der breite, umgekehrte Wandsitz agiert als wahrer Fatburner, weil die Position äußerst anspruchsvoll ist. Du trainierst deinen gesamten Körper und verbrennst Kalorien, da diese Stellung zu den körperlich anstrengenden Positionen gehört. Du verbesserst deine Ausdauer und baust Muskelmasse an deinen Beinen auf. Dies wirkt sich wiederum positiv auf die Fettverbrennung aus. Des Weiteren stärkst du deine Fußgelenke durch das Heben und Senken der Fußsohlen.

AUSFÜHRUNG

- Stelle dich mit deinem Gesicht zur Wand
- Schiebe deine Knie und Füße nach außen, bis deine Oberschenkel eine Linie mit deinen Hüften bilden
- Deine Fußinnenseiten stehen dabei parallel zur Wand
- Winkle deine Arme an und stütze dich mit deinen Handflächen an der Wand ab
- Deine Hände sind an der Wand, kurz unterhalb von deinen Schultern
- Schiebe nun beide Fersen zeitgleich nach oben, bis du auf den Fußballen stehst
- Verweile kurz in der Position
- Kehre anschließend zur Ausgangsstellung zurück
- Wiederhole die Übung eine Minute
- Mache anschließend 30 Sekunden Pause
- Wiederhole den Prozess, bis du ganze fünf Minuten trainiert hast

37
BREITER, UMGEKEHRTER WANDSITZ MIT FERSENHEBEN

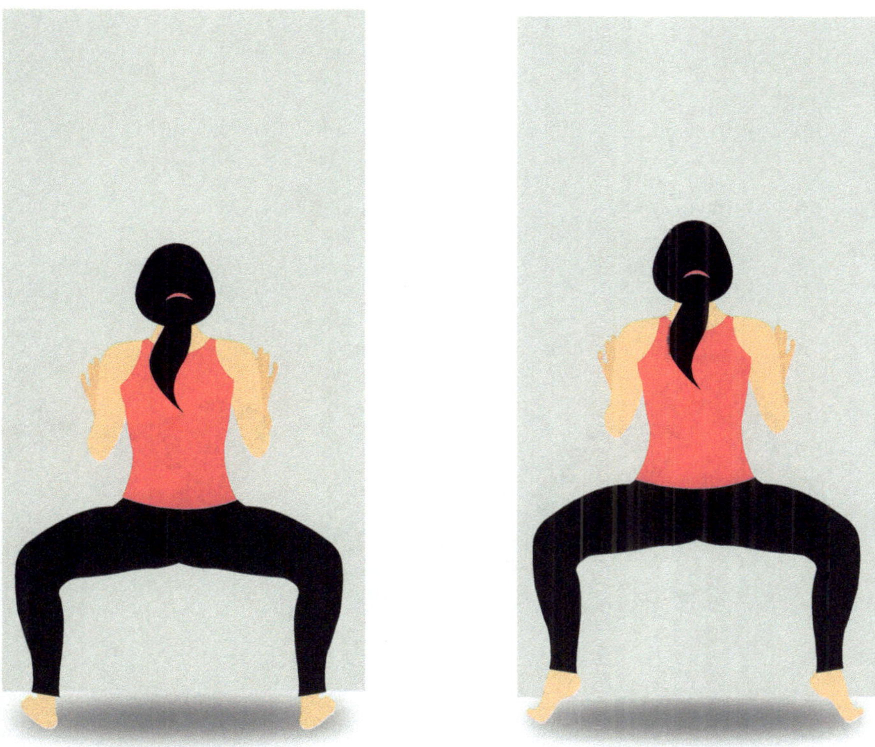

38
UMGEKEHRTE KNIEBEUGEN

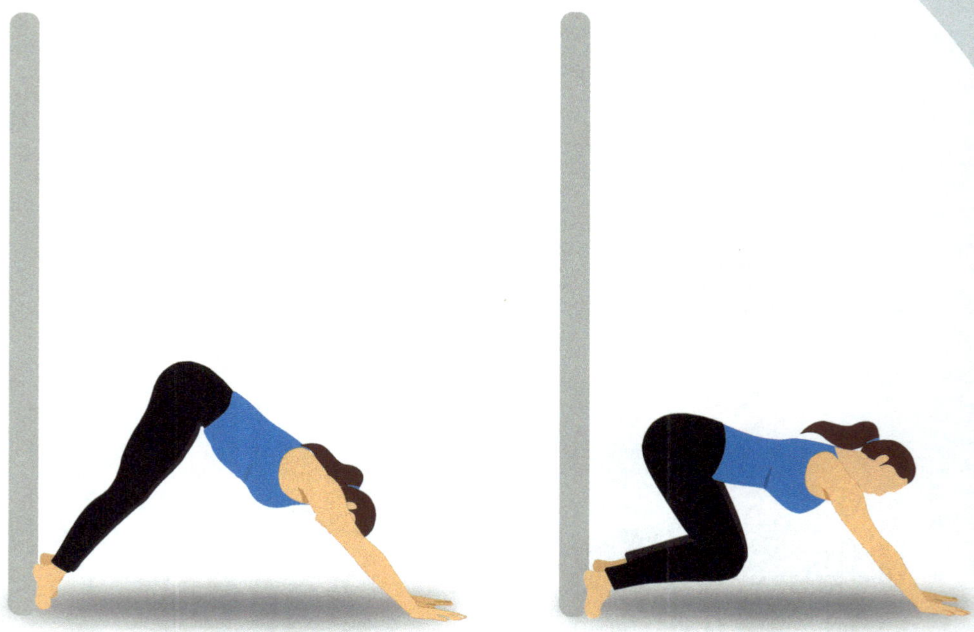

Die umgekehrten Kniebeugen erhöhen deine Flexibilität, stärken dein Zentrum und verbessern dein Gleichgewicht. Sie bringen dich ganz schön ins Schwitzen, was sich wiederum positiv auf deine Fettverbrennung und die damit verbundene Gewichtsreduktion auswirkt. Mit dieser Wandpilatesübung beeinflusst du ebenfalls deine Koordination sowie deine Konzentration positiv. Außerdem wirkst du einer Versteifung deiner Knie- und Fußgelenke entgegen, da du mit dieser Übung deren Flexibilität steigerst.

AUSFÜHRUNG

- Stelle dich mit dem Rücken zur Wand.
- Beuge dich langsam nach vorne, bis du mit deinen Handflächen den Boden berührst.
- Achte darauf, dass deine Beine durchgestreckt bleiben.
- Atme ein und mache eine Kniebeuge, indem du in die Knie gehst.
- Beim Ausatmen kehrst du in die Ausgangsposition zurück.
- Wiederhole die Übung fünf Mal, wobei du immer nach einer Minute 30 Sekunden Pause machst.

Das Beckenheben mit einem Bein ist eine effektive Wandpilatesübung zur Fettverbrennung. Obwohl es sich um ein intensives Low-Impact-Training handelt, verbrennst du dennoch zahlreiche Kalorien, weil du deinen gesamten Körper anspannst, um mit einem Bein dein Becken auf- und abzubewegen. Darüber hinaus baust du mit dieser Übung eine kräftige Oberschenkelmuskulatur auf. Infolgedessen aktivierst du eine maximale Fettverbrennung. Nebenbei stärkst du deine Rücken- und Bauchmuskulatur.

AUSFÜHRUNG

- Lege dich mit dem Rücken auf deine Yogamatte.
- Stütze dich mit deinen Fußsohlen an der Wand ab.
- Deine Arme liegen neben deinen Hüften und dienen als Stütze.
- Schiebe dein Becken so weit nach oben, bis nur noch deine Schultern auf der Yogamatte liegen.
- Lege nun deinen rechten Fuß auf dein rechtes Knie ab.
- Schiebe dein Becken noch weiter nach oben.
- Atme langsam durch die Nase ein.
- Beim Zurückschieben des Beckens atmest du langsam aus.
- Wiederhole die Übung 25-mal, ehe du die Seite wechselst.

39
INTENSIVES BECKENHEBEN MIT EINEM BEIN

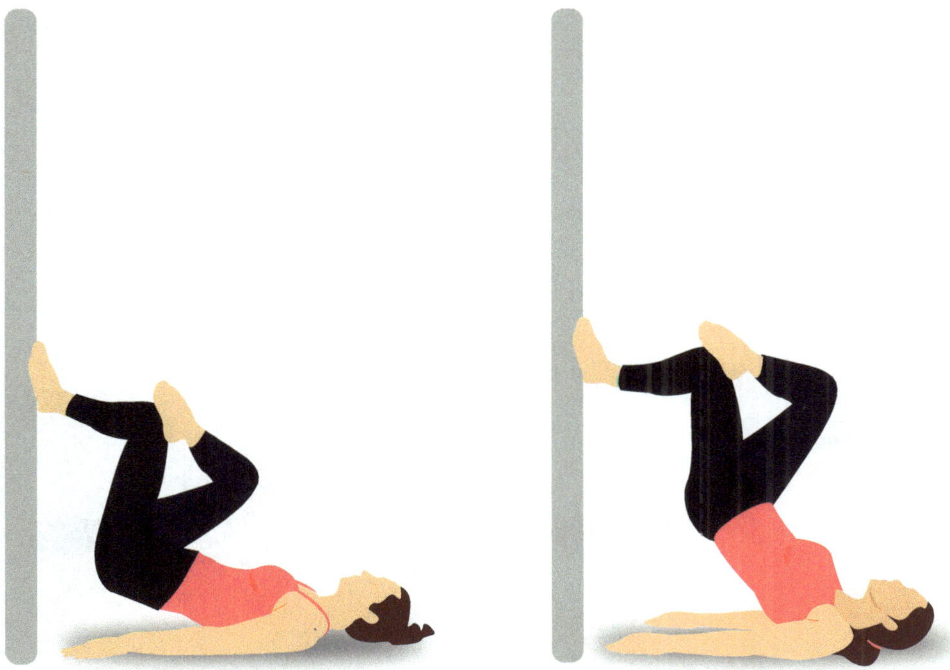

40
KOBRA AN DER WAND

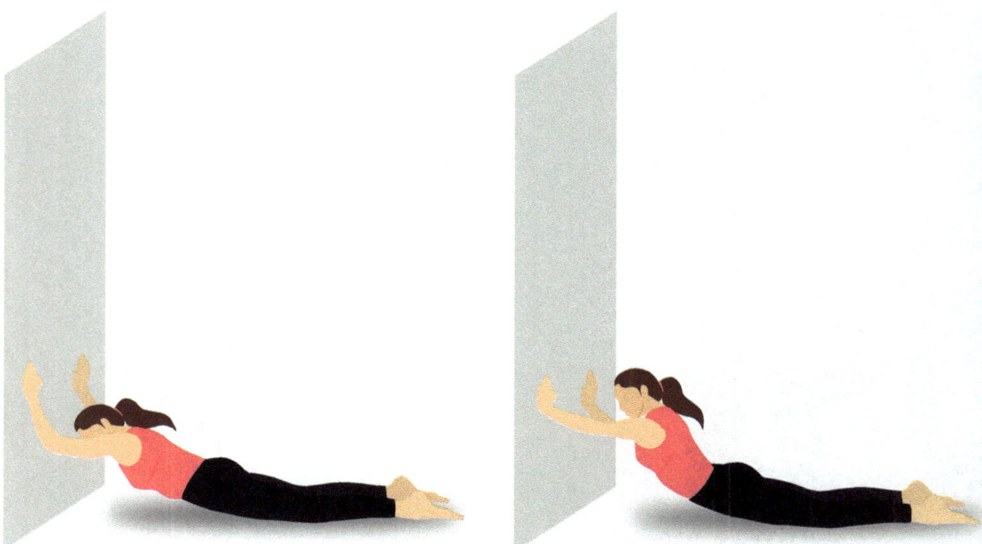

Die Kobra an der Wand stärkt deinen Rücken, deine Hüften sowie deine Bauch- und Rückenmuskulatur. Auch deine Schultern kräftigst du mit der Kobra. Da du den Blick nach vorne richtest, stärkst du ebenso deine Schilddrüse. Sie spielt eine wichtige Rolle in Bezug auf die Gewichtsreduktion, da sie sowohl für die Gewichtsabnahme als auch für das Halten des Wunschgewichts teilweise verantwortlich ist. Schilddrüsenhormone aktivieren die Fettmobilisierung. Infolgedessen spielt die Wandkobra eine wichtige Rolle im Zuge der Fettverbrennung. Ein weiterer positiver Effekt besteht darin, dass du mit dieser Übung deinen Bizeps und deinen Trizeps stärkst.

AUSFÜHRUNG

- Lege dich auf deine Yogamatte auf den Bauch.
- Strecke deine Arme und deine Beine aus.
- Hebe deine Füße an, so dass du lediglich mit deinen Zehenspitzen den Boden berührst.
- Deine Fersen zeigen zur Decke.
- Stütze dich mit deinen Handflächen an der Wand ab.
- Schiebe deinen Oberkörper mit deinen Händen nach oben, soweit du kannst.
- Atme währenddessen ein.
- Schiebe deinen Oberkörper nach unten und atme unterdessen aus.
- Wiederhole die Übung 25-mal.

Das Beckenheben mit einer Kurzhantel fungiert als das Pendant zum Gewichtheben auf einer Bank im Fitnessstudio. Diese Übung ist ein echter Fatburner. Dank der Kurzhantel benötigst du mehr Kraft, um dein Becken nach oben zu schieben. Dadurch, dass du mit deinen Händen die Kurzhanteln auf deinem Bauch festhältst, stehst du vor der großen Herausforderung, dein Gleichgewicht lediglich mit deinen Beinen, Hüften und Schultern zu halten. Aufgrund dieser körperlichen Anstrengung aktivierst du die Fettverbrennung. Zudem stärkst du intensiv deine Oberschenkelmuskulatur. Dies wirkt sich wiederum positiv auf die Gewichtsabnahme aus. Außerdem förderst du bei dieser Übung nicht nur die Fettverbrennung, sondern auch deine Konzentration. Du lernst wirklich, dich auf den jetzigen Augenblick zu fokussieren, weil du ansonsten die Übung nicht durchführen kannst.

AUSFÜHRUNG

- Lege dich auf deinen Rücken auf die Yogamatte.
- Nimm deine Kurzhantel und lege sie auf deinen Bauch.
- Halte sie mit beiden Händen fest.
- Hebe deine Beine hoch.
- Stütze dich mit deinen Fußsohlen an der Wand ab.
- Deine Knie sind angewinkelt.
- Schiebe dein Becken so weit nach oben, bis nur noch deine Schultern auf der Yogamatte liegen.
- Atme währenddessen ein.
- Schiebe dein Becken zurück, wobei du nicht den Boden berührst.
- Atme unterdessen aus.
- Wiederhole die Übung 25-mal.

41
BRÜCKE MIT KURZHANTELN

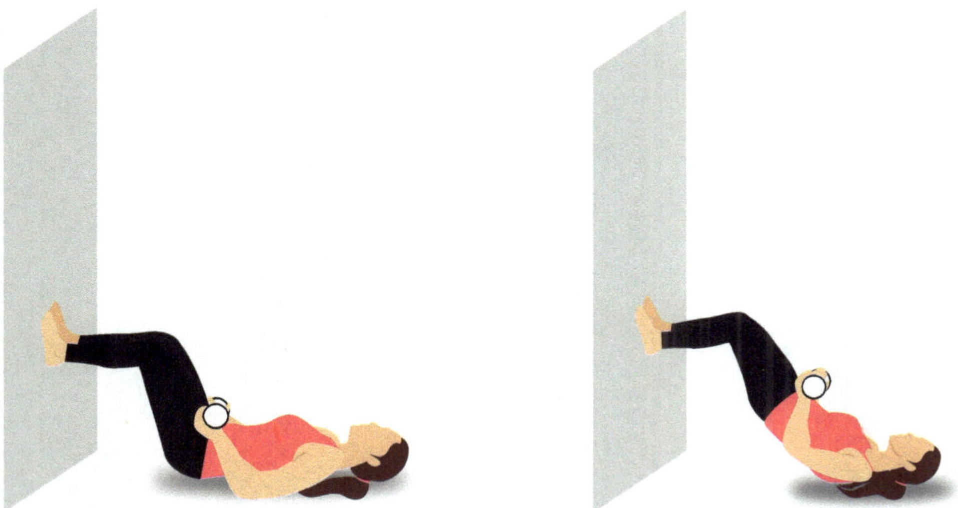

42
BAUCHAUFZÜGE MIT KURZHANTELN

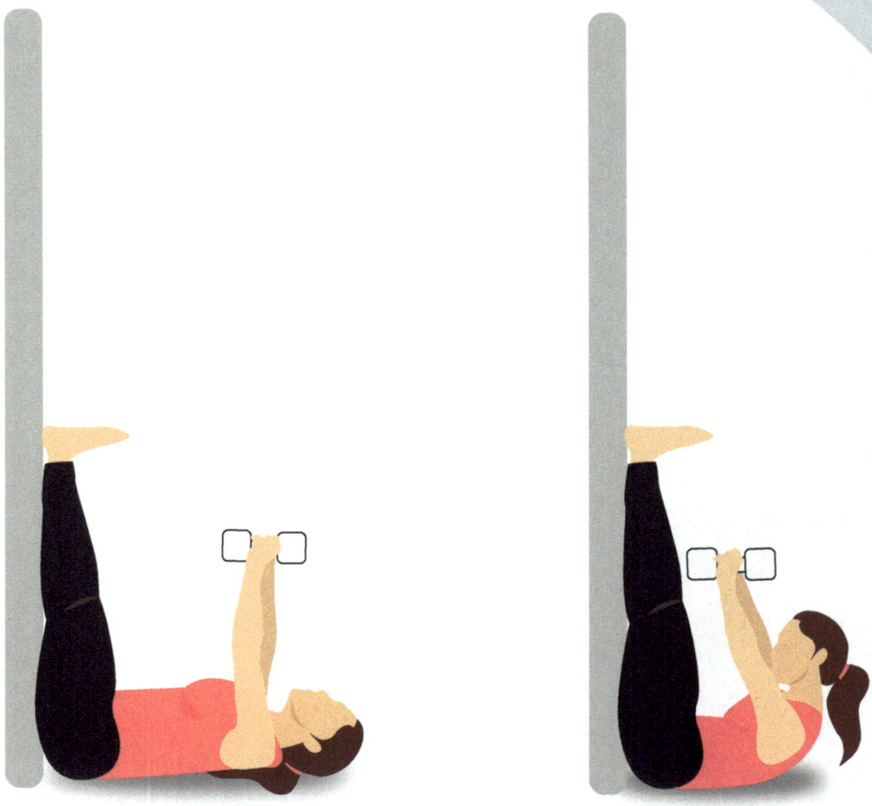

Sit-ups mit Kurzhanteln stärken deinen Körper und aktivieren die Fettverbrennung. Die Bauchaufzüge sind im Hinblick auf die Gewichtsreduktion effektiver, weil du hier nicht nur deine Bauchmuskulatur nutzt, sondern auch den Hüftbeuger beanspruchst. Sie eignen sich besonders für Anfängerinnen und Anfänger, die noch keine starke Bauchmuskulatur haben. Die Kombination aus Wand und Kurzhantel erhöht den Schwierigkeitsgrad der herkömmlichen Bauchaufzüge. Infolgedessen wird die Fettverbrennung aktiviert. Selbstverständlich stärkst du bei dieser Übung deinen Bauch, Rücken sowie deine Schultern. Durch das Halten der Kurzhantel profitieren ebenso deine Oberarme von dieser Wandpilatesübung.

AUSFÜHRUNG

- Lege dich mit dem Rücken auf deine Yogamatte.
- Schiebe dein Gesäß gegen die Wand.
- Strecke deine Beine gerade nach oben, deine Fußsohlen zeigen zur Decke.
- Halte die Kurzhantel mit beiden Händen fest.
- Ziehe dich mit deinem Oberkörper nach oben, bis deine Schultern nicht mehr auf der Yogamatte liegen.
- Atme beim Hochziehen deines Oberkörpers ein.
- Während du dich in die Ausgangsposition begibst, atmest du hingegen aus.
- Wiederhole die Übung 25-mal.

43
WALL TEASER

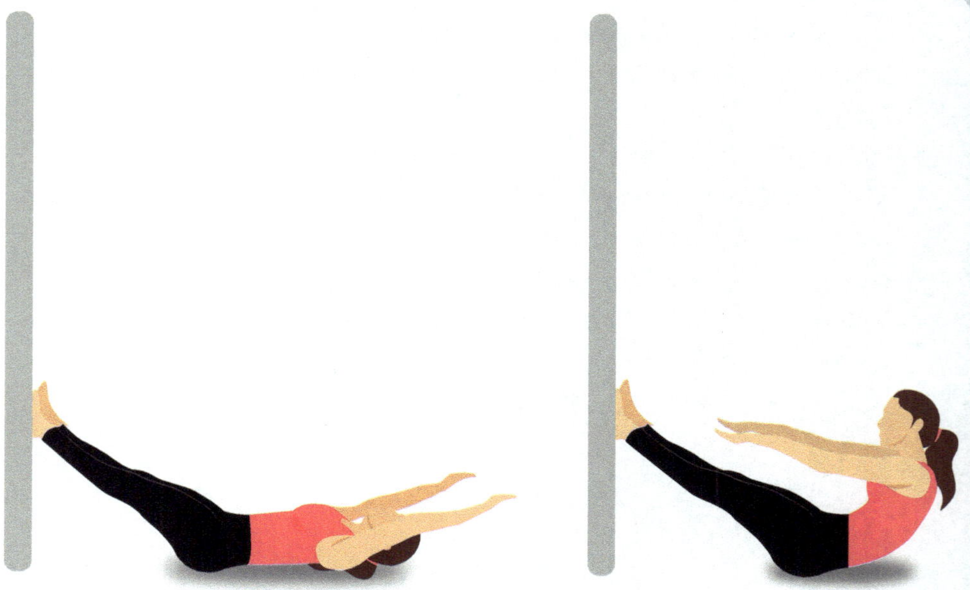

Im traditionellen Pilates fungiert der Teaser als Königsübung. Dabei besteht die Herausforderung darin, dass die Beine in einem bestimmten Winkel in der Luft bleiben müssen. Für ein effektives Ausführen dieser Übung kommen Stabilität und Kraft aus dem Powerhouse zum Einsatz. Eine bewegliche Wirbelsäule ist ebenfalls für das korrekte Ausführen des (Wall) Teasers erforderlich. Sowohl beim klassischen Teaser als auch beim Wall Teaser ist es wichtig, auf keinen Fall mit Schwung in die Übung zu gehen. Warum ist diese Art der Ausführung nicht empfehlenswert? Weil ein Teaser mit Schwung erstens kein Teaser ist und zweitens dadurch deine Gelenke sowie deine Bandscheiben Schaden nehmen könnten. Du gewinnst weder an Kraft noch verbrennst du Kalorien, indem du den Teaser mit Schwung ausführst.

AUSFÜHRUNG

- Lege dich auf deine Yogamatte auf den Rücken.
- Deine Beine sind ausgestreckt und befinden sich in einem 45-Grad-Winkel zu deinem Oberkörper.
- Stütze dich mit deinen Fußsohlen an der Wand ab.
- Deine Arme sind gestreckt und befinden sich parallel neben deinen Ohren, deine Handflächen zeigen zur Decke.
- Hebe deinen Oberkörper gemeinsam mit deinen Armen Wirbel für Wirbel vom Boden.
- Du gehst so weit nach oben, bis du deine Beine ausgestreckt lassen kannst.
- Gehe nicht weiter vor, wenn ein Knicken deiner Knie erforderlich ist.
- Verweile kurz in der Position und vergiss nicht, einzuatmen, wenn du dich nach oben beugst.
- Kehre zur Ausgangsposition zurück, indem du deinen Rücken langsam und Wirbel für Wirbel absetzt.
- Atme währenddessen aus.
- Wiederhole den Wall Teaser 10-mal.

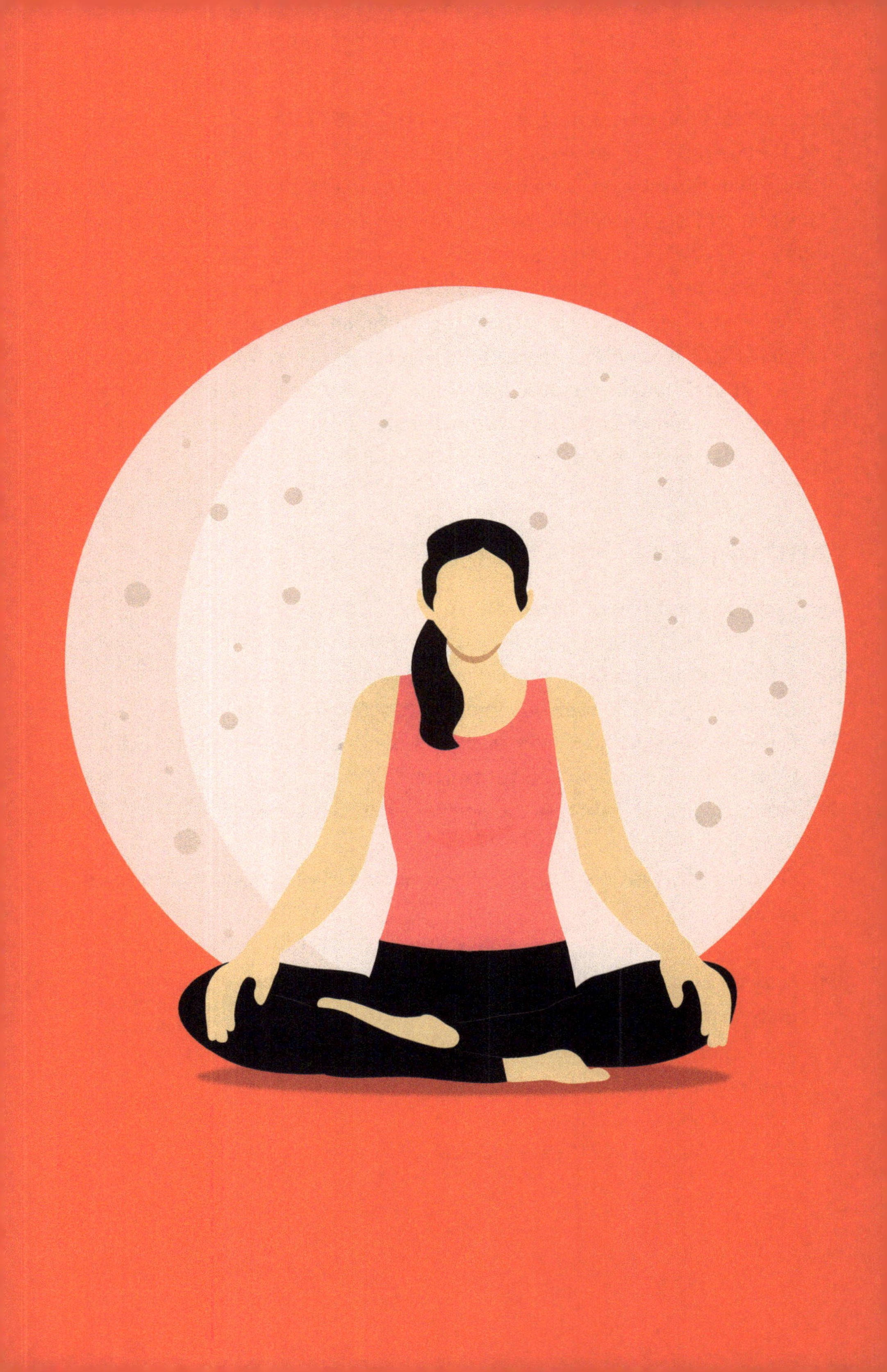

ENTSPANNUNG *und* REGENERATION

Wandpilates ist ein Low-Impact-Training, doch das heißt noch lange nicht, dass deshalb die Entspannung und Regeneration am Ende des Trainings wegfallen kann. Denn eine fehlende Regeneration nach den Wandpilatesübungen kann negative Folgen haben. Muskelkater mag zwar als geringes Übel erscheinen, aber im Vergleich zu einer hohen Verletzungsanfälligkeit ist er deutlich leichter zu ertragen. Um unerwünschte Konsequenzen zu vermeiden, lohnt es sich, die nachfolgenden Regenerations- und Entspannungsübungen durchzuführen.

Bei Wandpilates handelt es sich – aus einem anderen Blickwinkel betrachtet – um gewollten und zugleich positiven Stress. Wenn du Fortschritte erzielen willst, gelingt dir das am besten, indem du deinen Körper in ein Ungleichgewicht bringst. Das Ziel erreichst du, indem du deinem Körper durch die dargestellten Übungen Energie entziehst. Durch das Schwitzen verlierst du Wasser und Mineralstoffe. Regeneration hilft dir, dieses Ungleichgewicht auszugleichen.

Selbstverständlich setzen sich Regeneration und Entspannung nach dem Wandpilates aus mehreren Dimensionen zusammen. Denn analog zu einem guten Trainingsprogramm spielen deine Ernährung, deine Schlafgewohnheiten sowie dein Lebensstil eine wichtige Rolle. Die Entspannungsübungen helfen deinem Körper sowie deinem Geist, im Alltag langsam anzukommen.

Versuche bei den nachfolgenden Übungen achtsam zu sein und mit deinen Gedanken im gegenwärtigen Augenblick zu verweilen. Wenn du die Entspannungsübungen machst, dabei jedoch an deine nächste Aufgabe denkst, verfehlen sie (fast) ihren Zweck. Führe sie deshalb konzentriert, langsam und entspannt durch.

44

HALTUNG DES SCHMETTERLINGS AN DER WAND

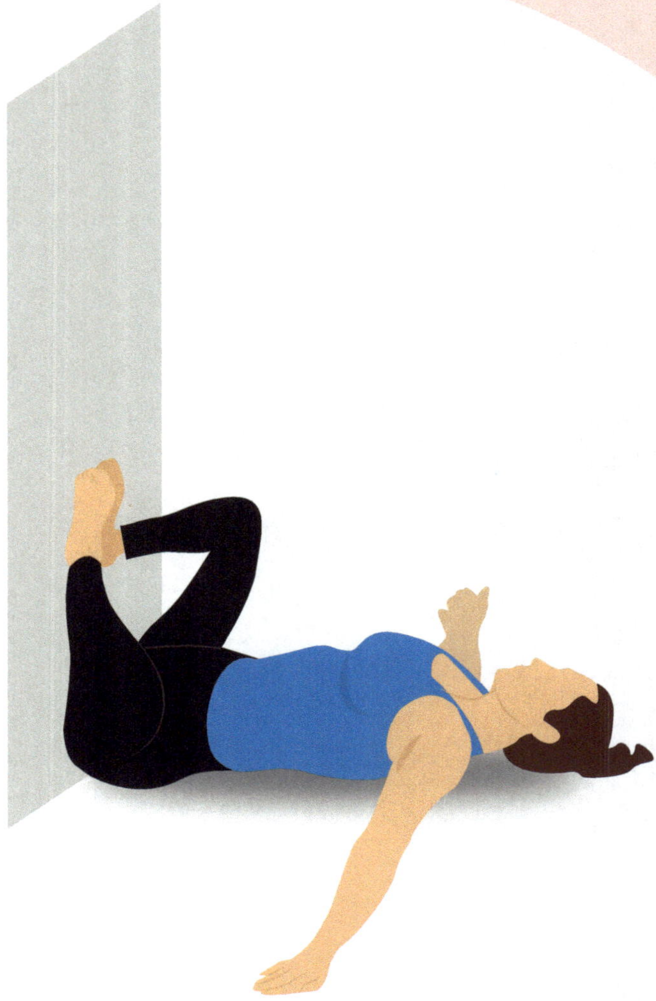

Die Haltung des Schmetterlings entspannt deinen Körper und deinen Geist. In physischer Hinsicht öffnet der Wandschmetterling sanft deine Beininnenseiten, deinen Brustkorb und die vordere Seite deiner Schultern. Deine Wirbelsäule und dein Rücken entspannen sich bei dieser Schmetterlingsvariante. Psychisch wirkt die Haltung regenerierend. Sofern du bisher weder Yoga noch Pilates praktiziert hast, reicht es, wenn du diese Stellung maximal zwei Minuten hältst. Hast du hingegen schon Yoga, Pilates oder gar Leichtathletik trainiert, kannst du zwischen drei und vier Minuten in der Position bleiben.

AUSFÜHRUNG

- Lege dich mit dem Rücken auf die Yogamatte.
- Rücke so weit nach vorne, bis dein Gesäß die Wand berührt.
- Nimm die Schmetterlingshaltung ein, indem du deine Knie nach außen schiebst und infolgedessen deine Fußballen gegeneinanderdrückst.
- Strecke deine Arme in Schulterhöhe gerade nach außen.
- Halte diese Position zwischen zwei und vier Minuten.
- Atme tief durch die Nase ein und versuche, wahrzunehmen, wie sich dein Brustkorb öffnet.
- Atme anschließend langsam durch den Mund aus.

Die Totenstellung entspannt komplett deinen Körper und deinen Geist. Wenn du dich in diese Position begibst, kommst du in eine tiefe Entspannungsphase. Während der Totenstellung beruhigt sich dein Atem und dein Herzrhythmus. Infolgedessen starten die regenerativen und aufbauenden Prozesse in deinem Körper. Du verteilst mit Shavasana die Energie in deinem Körper und baust Stress ab. Gleichzeitig schüttest du Glückshormone aus und stärkst nebenbei deine Immunität, beruhigst deinen Kreislauf und bringst innere Ruhe in deine Gedanken. Du solltest bei dieser Stellung darauf achten, vollkommen bequem auf deiner Yogamatte zu liegen. Denn die komfortable Haltung dient als Voraussetzung für den Entspannungs- und Regenerationseffekt. Achte dennoch darauf, dass deine Fußsohlen die Wand berühren.

AUSFÜHRUNG

- Lege dich auf den Rücken auf die Yogamatte.
- Strecke deine Beine und drehe die Zehenspitzen nach außen und drücke deine Fußsohlen gegen die Wand.
- Deine Arme liegen ausgestreckt neben deinem Körper.
- Atme tief durch die Nase ein und achte darauf, wie sich dein Brustkorb mit Luft füllt.
- Atme langsam durch den Mund aus.
- Versuche diese Position zwischen drei und fünf Minuten zu halten.

45

SHAVASANA

(Totenstellung)

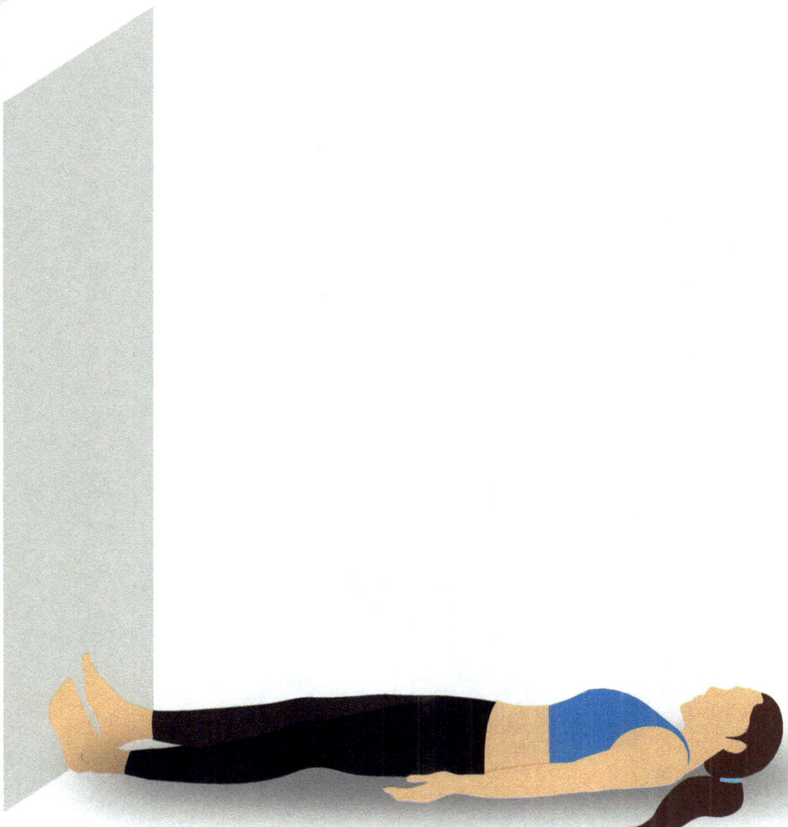

46

DAS NADELÖHR

(Eye of the needle)

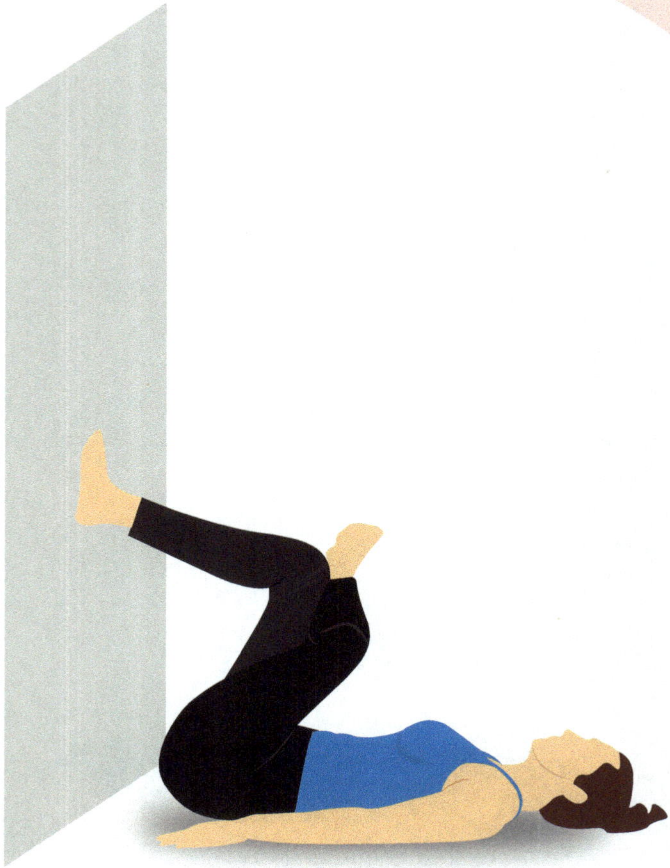

Beim Nadelöhr handelt es sich um eine Position, die einen verspannten Rücken lockert. Das Nadelöhr eignet sich besonders für Personen, die viel im Sitzen arbeiten, da die Rumpfmuskulatur im Laufe der Zeit verkürzen kann, was zu verspannungsbedingten Rückenschmerzen führen kann. Diese Übung trägt zur Regeneration bei, öffnet die Hüften und dehnt die Rücken- und Gesäßmuskulatur. Sowohl Anfänger als auch Fortgeschrittene profitieren von dieser Übung.

AUSFÜHRUNG

- Lege dich mit dem Rücken auf deine Yogamatte.
- Stelle deine Füße vor deinem Gesäß auf.
- Hebe deinen rechten Fuß von der Matte ab und stütze dich mit deiner Fußsohle gegen die Wand.
- Lege nun dein linkes Bein angewinkelt auf deinen rechten Oberschenkel.
- Während deine Beine in dieser Position verharren, ziehst du sie zu deinem Bauch heran, ohne jedoch deine Fußsohle von der Wand zu lösen.
- Deine Arme liegen ausgestreckt auf der Yogamatte.
- Atme tief und kontrolliert ein und aus.
- Achte darauf, deine Schultern, dein Gesicht sowie deine Kiefermuskulatur zu entspannen.
- Halte diese Position zwischen fünf und acht Atemzügen.
- Löse anschließend die Haltung langsam auf und mache einen Seitenwechsel.

Die Drehung im Liegen ist eine wohltuende Regenerationshaltung, die dir hilft, Verspannungen im unteren Rücken zu lockern und sich positiv auf deine Rückengesundheit auswirkt. Sie ermöglicht einen Ausgleich zwischen den Körperseiten und hält deine Wirbelsäule beweglich und flexibel. Diese Haltung ist sowohl für Anfänger als auch Fortgeschrittene geeignet. Der Twist im Liegen dehnt auch deinen Oberkörper und Bauchraum. Durch die langsame Atmung massierst du deine inneren Organe. Zudem regt die Position die Verdauung an und wirkt stressreduzierend, da sie eine klassische Loslass-Pose ist. Daher profitiert nicht nur dein Körper, sondern auch dein Geist von dieser Entspannungsübung.

AUSFÜHRUNG

- Lege dich auf deinen Rücken, halte kurz inne und versuche zu spüren, wie es deinem Rücken geht.
- Ziehe anschließend deine Knie zum Oberkörper und versetze dein Becken ein wenig nach rechts.
- Schiebe dein Gesäß bis zur Wand.
- Breite deine Arme in Schulterhöhe aus.
- Um in die Position der liegenden Drehung zu kommen, lässt du beide Knie nach links sinken.
- Verweile in dieser Position zwischen fünf und zehn Atemzügen.
- Löse dich aus dieser Position, indem du deine Bauchmuskeln zur Hilfe nimmst.
- Führe die Übung auf der anderen Seite durch, indem du deine Knie nach rechts sinken lässt.

47

RÜCKEN TWIST

(Wall Reclined Twist Pose)

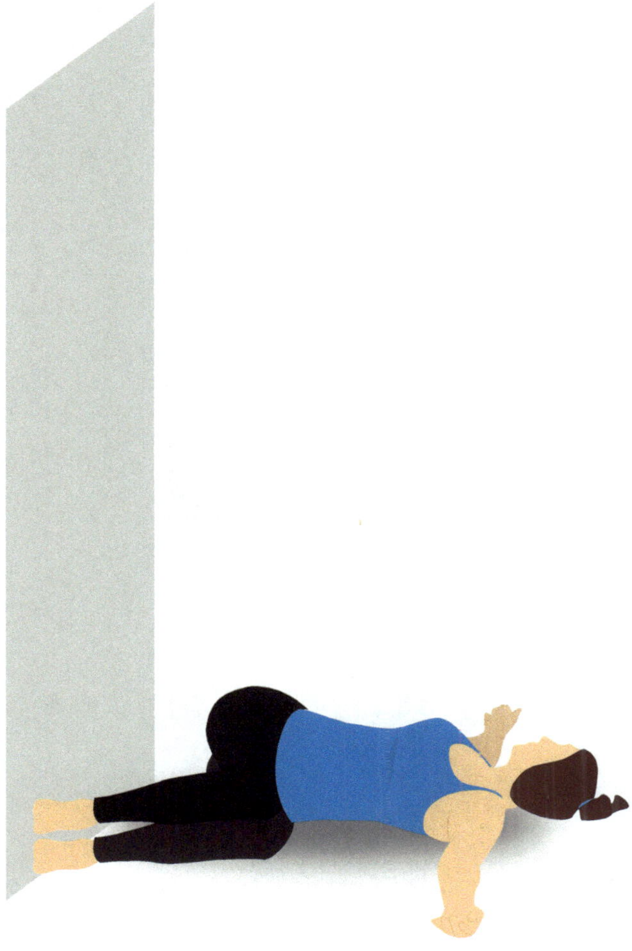

48
DIE KAMELHALTUNG

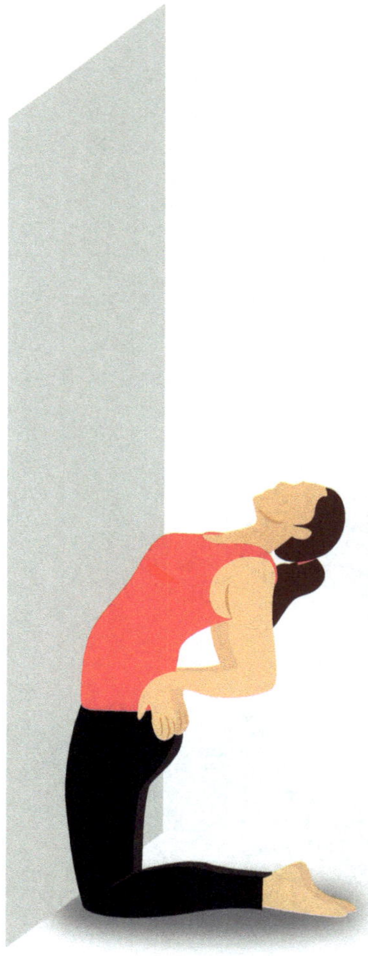

Die Kamelhaltung an der Wand ist eine wichtige Übung im Zuge der Regeneration und Entspannung, da sie mit zahlreichen positiven Effekten besticht. Sie stärkt deine Wirbelsäule und verbessert die Gesamthaltung. Du steigerst deine Flexibilität und dehnst deinen Bauch, deine Oberschenkel sowie deinen Brustbereich. Indem du bei dieser Pose dein Herz öffnest, förderst du gleichzeitig deine emotionale Gesundheit. Die Kamelhaltung ist also nicht nur eine klassische Dehnübung. Sie verbessert ebenso deine Lungenkapazität, da du tief einatmest.
Obwohl es auf den ersten Blick nicht ersichtlich ist, hilft dir das Kamel dabei, deinen Körperfettanteil zu reduzieren. Die Übung regt deine Durchblutung an und strafft deine Muskeln. Insbesondere deine Hüften werden aktiviert. Indem du dich mit deinen Händen auf den Hüften bzw. Fersen abstützt, dehnst und stärkst du gezielt deine Schultermuskulatur. Die intensive Dehnung der Bauchmuskulatur regt zudem die Verdauung an. Die Kamelhaltung hat auch positive Auswirkungen auf deinen Geist, da sie Angst und Stress reduziert und ein tiefes Entspannungsgefühl ermöglicht.

AUSFÜHRUNG

- Knie dich auf deine Yogamatte und achte darauf, dass deine Oberschenkel senkrecht zum Boden stehen und deine Schienbeine parallel zueinander sind.
- Atme tief durch die Nase ein und hebe deinen Brustkorb nach oben.
- Neige deinen Kopf langsam nach hinten und schaue zur Decke.
- Lege deine Hände auf deinen unteren Rücken, wobei deine Fingerspitzen nach außen zeigen.
- Atme aus und beuge dich langsam, jedoch nur so weit du kannst, nach hinten.
- Ziehe dein Steißbein an und spanne deine Hüften an.
- Atme erneut ein und kehre langsam in die aufrechte Position zurück.
- Wiederhole die Übung fünfmal.

Beim Dreieck handelt es sich um eine sanfte Entspannungsübung mit einer starken Wirkung. Mithilfe dieser Position stärkst und dehnst du deine Bein- und Fußmuskulatur, ebenso wie dein Becken und deine Hüften. Du beugst effektiv einer Versteifung vor. Die Erdung deiner Füße ermöglicht zudem eine Öffnung und Weitung deiner Brust. Während du die Seiten deiner Flanken dehnst, profitierst du von einer verbesserten Flankenatmung. Die Dehnung der Wirbelsäule verbessert deren Beweglichkeit. Auch deine Nacken- und Schultermuskulatur wird durch das Dreieck an der Wand gestärkt. Zudem unterstützt diese Haltung die Verdauung. Auf geistiger Ebene hilft die Übung, in der Gegenwart zu verweilen, was zu einer Reduzierung von Angst, Stress und Nervosität führt. Daher eignet sich diese Übung besonders gut als Entspannungsübung nach dem Wandpilatestraining.

AUSFÜHRUNG

- Stelle dich zunächst gerade mit dem Gesicht zur Wand auf.
- Drehe deinen linken Fuß um 90 Grad nach links und bewege ihn entlang der Wand, so dass dein linkes Knie seitlich die Wand berührt.
- Deine Beine sind weit gespreizt.
- Dein rechter Fuß steht in einer Linie mit den Fersen deines linken Fußes.
- Deine linken Zehen sind parallel zur Wand, deine rechten Zehen zeigen zur Wand.
- Mit der rechten Hand stützt du dich an der Wand ab.
- Atme aus und beuge dich seitlich nach links, wobei deine Knie an der Wand verweilen.
- Stütze dich mit deiner rechten Hand an der Wand, deine linke Hand legst du auf deinen linken Oberschenkel oder auf dein linkes Schienbein.
- Strecke deinen rechten Arm entlang der Wand gerade nach oben und achte darauf, dass sich deine rechte Schulter in einer Linie mit deiner linken Schulter befindet.
- Richte deinen Blick nach oben zu deiner rechten Hand.
- Halte dennoch deinen Nacken gerade in einer Verlängerung der Wirbelsäule.

- Halte diese Position für fünf Atemzüge.
- Um dich aus der Position zu lösen, senke langsam deinen Blick nach unten zu deinem linken Fuß.
- Löse die linke Hand von deinem Oberschenkel oder Schienbein.
- Kehre in die Ausgangsposition zurück, bevor du die Übung auf der anderen Seite wiederholst.

49

DAS DREIECK

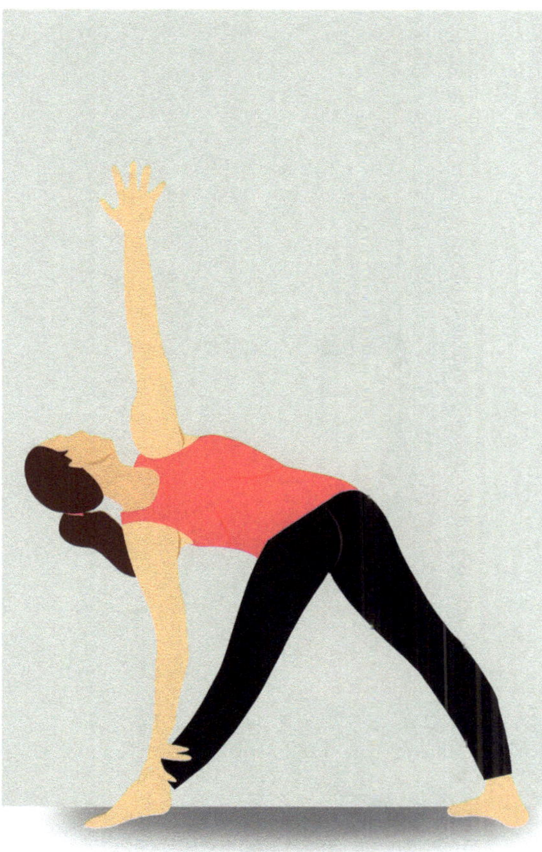

50
SCHNEIDERSITZ AN DER WAND

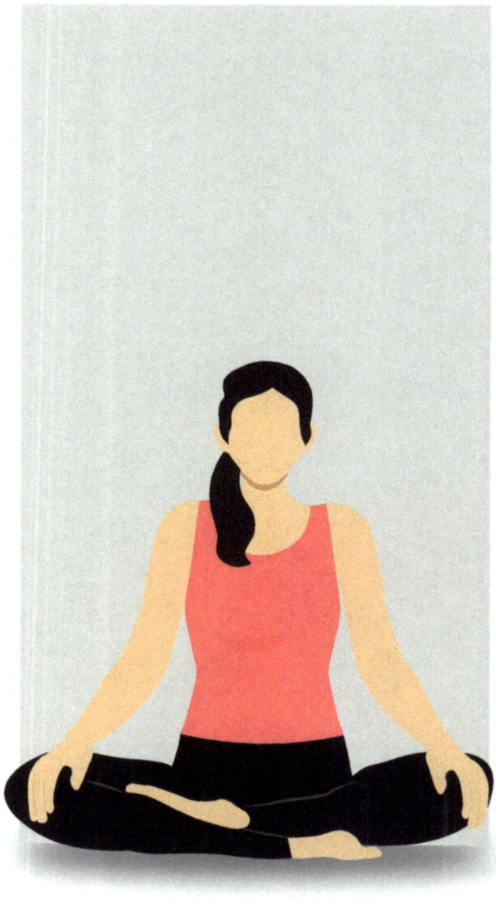

Der Schneidersitz ist eine klassische Entspannungsübung, die einen tief entspannten Zustand ermöglicht. Aus dieser Stellung schöpft dein Körper neue Energie. Du entspannst deinen Geist, deine Brust-, Bauch-, Hüft- und Rückenmuskulatur. Dank des Schneidersitzes verbessert sich auch deine Körperhaltung, wodurch sich ebenfalls deine Atmung positiv beeinflusst. Du atmest leichter und kommst seltener ins Schnaufen. Stress und Ängste können durch diese Wandstellung ebenfalls gemindert werden. Der Schneidersitz ermöglicht es dir, zur Ruhe zu kommen.

AUSFÜHRUNG

- Setze dich auf deine Yogamatte mit dem Rücken zur Wand.
- Lehne deinen Rücken sowie dein Gesäß an die Wand.
- Deine Beine sind zunächst ausgestreckt nach vorne.
- Beuge nun deine Knie nach außen.
- Lege dann dein rechtes Knie auf dein linkes Schienbein, sodass sie sich in der Mitte kreuzen.
- Der Mittelpunkt liegt idealerweise auf einer Linie mit deinem Brustbein und deinem Bauchnabel.
- Ziehe nun deine Knie so weit wie möglich an, sodass das Schienbeinkreuz, welches du zuvor gemacht hast, so nah wie möglich an deinen Unterleib kommt.
- Lehne deine Schultern zurück und öffne dabei deinen Brustraum.
- Dein Bauch und dein Rücken bleiben gerade.
- Lege deine Hände auf deine Knie ab.
- Halte diese Position für fünf bis zehn Atemzüge.
- Achte darauf, dass du beim Ein- und Ausatmen deine Schultern weder hebst noch senkst, denn sie sollten gerade bleiben.
- Atme aus deinem Brustkorb heraus und entspanne währenddessen deine Kiefer- und Gesichtsmuskeln.

Diese Übung entspannt Körper, Seele und Geist. Sie holt dich in die Gegenwart und lässt dich für eine kurze Weile den Alltagsstress vergessen. Mit dem Spagat im Liegen dehnst du insbesondere die Innenseiten deiner Schenkel. Auf diese Weise beugst du effektiv einer Muskulaturverkürzung vor und förderst die Durchblutung deiner Beine. Das etwas andere Beine hochlegen verbessert die Durchblutung. Auch deine Gesäßmuskulatur sowie deine Hüften und dein unterer Rücken entspannen sich beim Spagat im Liegen. Dabei musst du keinen kompletten Spagat machen. Es ist wichtig, dass du deine Beine soweit spreizt, bis du ein leichtes Ziehen spürst.

AUSFÜHRUNG

- Lege dich mit deinem Rücken auf deine Yogamatte.
- Rücke soweit zur Wand, bis dein Gesäß die Wand berührt.
- Deine Beine lehnen ausgestreckt an der Wand.
- Schiebe sie nun langsam und gleichzeitig beide nach außen, bis du ein leichtes Ziehen in deinen Oberschenkelinnenseiten spürst.
- Gehe nur soweit, wie es für dich angenehm ist.
- Halte diese Position für fünf bis acht Atemzüge.

51
SPAGAT IM LIEGEN AN DER WAND

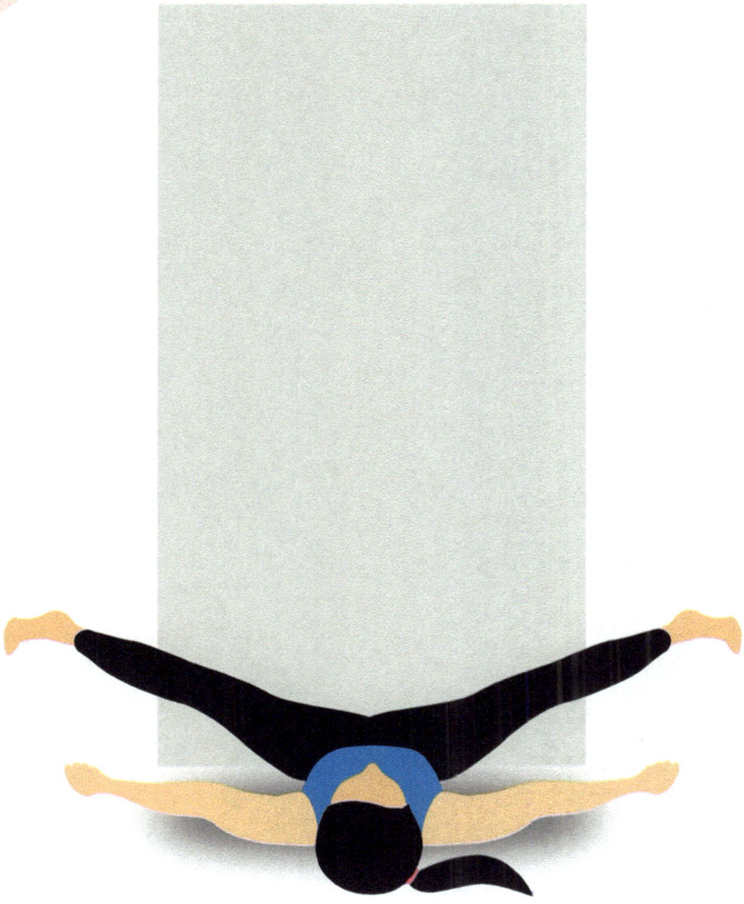

52

SPHINX AN DER WAND

Die Sphinx-Position ist nicht nur eine Entspannungs-, sondern auch eine Kräftigungsübung für deinen Körper und deinen Geist. Sie stärkt deine Wirbelsäule, indem sie deine Rückenmuskulatur aktiviert.

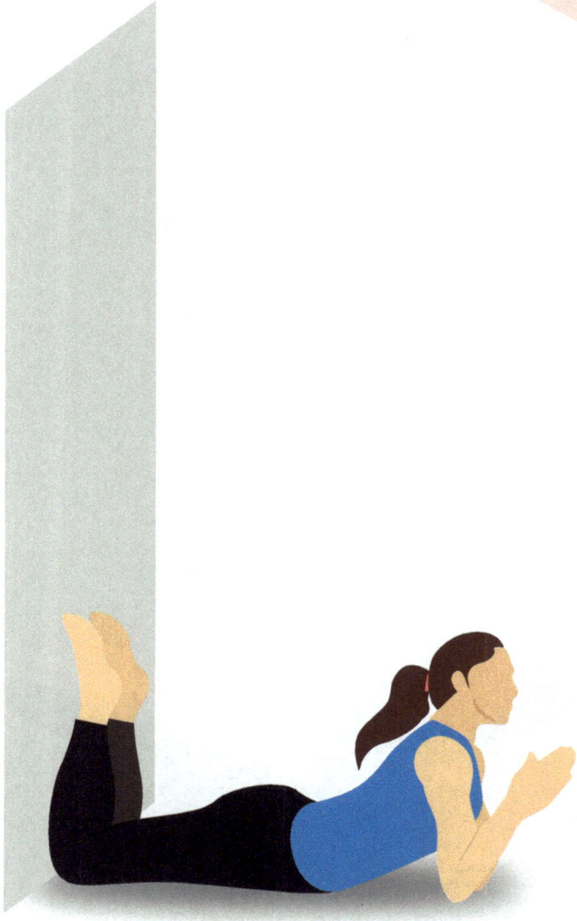

Auch dein Atemmuster verbessert sich in der Sphinx an der Wand, da sich deine Lungen während dieser Position in der Brusthöhle befinden. Dadurch schaffst du in der Lunge Platz und erhöhst die Lungenkapazität. Auf natürliche Weise reguliert sie deine Verdauung, da du in dieser Stellung deinen Magen und Darm massierst. Da die Sphinx-Pose deine Brustmuskeln dehnt, erhöhst du den Blutfluss in deinem gesamten Rumpfbereich. Infolgedessen stellst du sicher, deine lebensnotwendigen Organe mit allen wichtigen Nährstoffen, die sie aus der Verdauung erhalten, zu versorgen. Auf diese Weise wirkst du effektiv einer chronischen Müdigkeit - die meist aus einer ineffektiven Verdauung resultiert – entgegen.
Auf deine Psyche wirkt sich die Sphinx-Pose ebenso positiv aus, denn sie dient als gute Möglichkeit, Stress und Angst zu reduzieren. Du löst Verspannungen im Nacken, die nicht nur aus einer falschen Sitzhaltung, sondern auch aus Ängsten, Kummer und Sorgen resultieren. Die Sphinx löst auch Spannungen in den Schultern und im Rücken. Stressbedingte Kopfschmerzen und Migräneanfälle treten dank dieser Regenerationsübung seltener auf. Mit der Sphinx an der Wand beruhigst du dein zentrales Nervensystem.

AUSFÜHRUNG

- Lege dich auf deine Yogamatte auf deinen Bauch.
- Winkle deine Beine in den Knien an und rücke nach hinten an die Wand, bis deine Kniescheiben die Wand berühren.
- Deine Schienbeine und deine Füße sind an der Wand.
- Stütze dich auf deinen Ellenbogen auf und hebe deinen Oberkörper leicht vom Boden.
- Atme langsam ein und hebe ein wenig deine Brust, deine Schultern und deinen Kopf.
- Lasse deinen Kopf nicht zwischen den Schultern hängen, ziehe die Schultern ein wenig weg von den Ohren und ziehe deine Schulterblätter zurück.
- Deine Ellenbogen helfen dir, die Position so zu halten, dass du deinen Rücken sanft gebeugt hältst.
- Atme ein, wenn du deinen Kopf nach oben ziehst.
- Atme aus, sobald du ihn ein wenig nach unten beugst.

Beim Abschluss des Entspannungs- und Regenerationstrainings ist es wichtig, dass du wieder auf die Beine kommst. Deshalb schließt das Training mit einer Übung im Stand ab. Der Krieger zwei punktet mit zahlreichen Vorteilen, da er Körper und Geist positiv beeinflusst. Diese Stellung ist ebenso unter dem Namen „Die Haltung des Helden" bekannt. Unabhängig von der Bezeichnung dient diese Position dazu, deinen Mut, deine Ausdauer sowie dein Selbstbewusstsein zu fördern.
Mit dieser Haltung bekämpfst du alles Negative in deinem Körper und deinem Geist gleichermaßen. Du schaffst Raum für Positives. Aus diesem Grund eignet sich der Krieger zwei an der Wand hervorragend als Abschlussübung für ein gelungenes Wandpilatestraining.
In dieser Position fühlst du dich stark, kraftvoll und fokussiert. Dein Blick richtest du gen Zukunft. Mit dem Krieger zwei stärkst du deine Oberschenkel- und Gesäßmuskulatur. Auch gegen Krämpfe in den Waden und Schenkeln gehst du effektiv vor. Du öffnest deinen Brustraum und deine Lunge, indem du deine Schultern und Arme weit ausstreckst. Diese besondere Position dehnt deine Leisten und aktiviert deine Verdauung.
Mit dieser Stellung stärkst du deine geistige Kraft und förderst deinen Mut. Mut, um im Leben öfter die Komfortzone zu verlassen. Du stabilisierst deinen Geist und erhöhst dein Konzentrationsvermögen. Dein Selbstbewusstsein profitiert ebenso von dieser Haltung. Du gleicht dein Energielevel aus und findest dank der Erdung dein inneres Gleichgewicht.

Lehne dich mit deinem Rücken und deinem Gesäß an die Wand. Strecke deine Arme bis zur Schulterhöhe gerade und seitlich aus, sodass du mit deinen gesamten Armen die Wand berührst. Drehe nun deinen rechten Fuß nach außen und gehe leicht in die Knie. Dein linkes Bein schiebst du ein wenig nach außen, wobei dein Gesäß und dein gesamtes Bein an der Wand bleiben. Du solltest ein leichtes Ziehen in deinem rechten sowie in deinem linken Oberschenkel spüren. Halte diese Position fünf Atemzüge, ehe du langsam zur Ausgangsposition zurückkehrst.
Wiederhole die Übung auf der anderen Seite.

53
KRIEGER ZWEI AN DER WAND

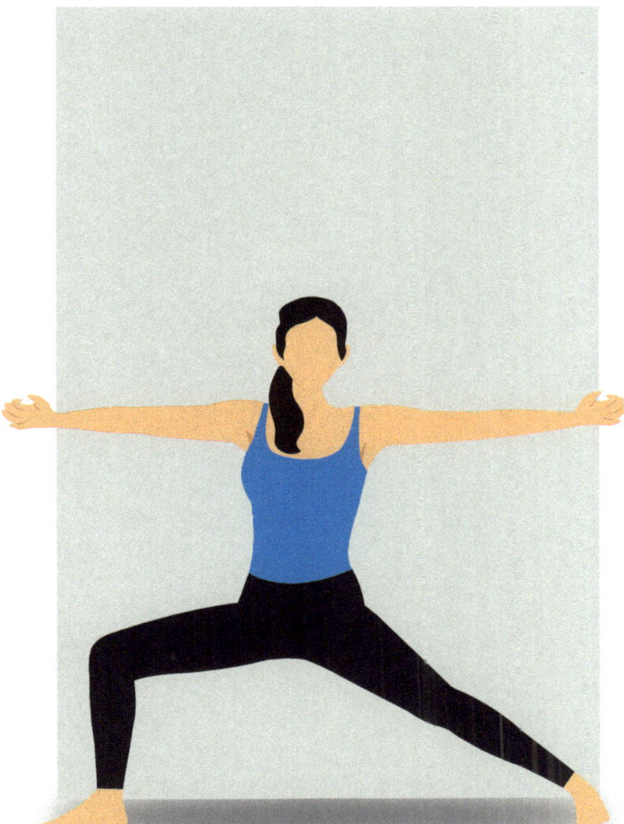

Wie du siehst, handelt es sich bei all den Regenerations- und Entspannungsübungen um sinnvolle Abschlussübungen, die die Wirkungen der Wandpilatesübungen vertiefen. Achte auf die korrekte Atmung, um den Effekt der Übungen zu vertiefen. Mit den dargestellten Positionen kommst dein Körper sowie dein Geist langsam wieder herunter, sodass du frisch und voller Energie deinen Alltagstätigkeiten nachgehen kannst. Falls du es nicht schaffst, sämtliche Übungen des Entspannungstrainings nachzumachen, suche dir wenigstens drei von ihnen aus. Sie sind wichtig, damit du langsam deinen Puls und deinen Herzschlag auf das normale Tempo zurückbringst. Ferner erhöhen sie deine Wahrnehmung. Du wirst mit diesen Entspannungsübungen achtsamer und lernst bewusst, dich auf den gegenwärtigen Augenblick zu fokussieren. Das ist eine unterschätzte Fähigkeit, die dir beim Überwinden zahlreicher Alltagsherausforderungen hilft.

LANGFRISTIGE FORTSCHRITTE UND AUFRECHTERHALTUNG

In diesem Buch hast du zahlreiche Übungen kennengelernt, die dir helfen deine Ziele zu erreichen. Wie schnell du deine Ziele erreichst, hängt jedoch von deiner Motivation und Zielsetzung ab. Die dargestellten Übungen dienen als gute Orientierungshilfe für dich. Du kannst dir die Übungen aussuchen, die dir zusagen. Achte jedoch darauf, aus jeder Einheit mindestens zwei bis drei Übungen zu machen. Wie oft und wie lange du trainierst, hängt von deiner Zielsetzung und deiner Motivation ab. Zudem spielt es eine wichtige Rolle, wie lange du (k)einen Sport treibst. Sofern du aus persönlichen Gründen länger keinen körperlichen Aktivitäten nachgegangen bist, reicht es mit einem Workout, das lediglich 15 Minuten dauert, zu beginnen – dreimal pro Woche. Anschließend kannst du die Dauer beliebig erhöhen. Als Fortgeschrittene(r) wiederum kannst du unmittelbar bis zwischen 30 und 45 Minuten trainieren.
Deine persönlichen Ziele agieren als Motivationsspritze für die Aufrechterhaltung eines regelmäßigen Wandpilatestrainings. Das Erlernen von Wandpilates funktioniert am besten, indem du deine langfristigen Ziele in kurzfristige Ziele aufteilst. Die Ersteren dienen als Vision, die Letzteren unterstützen dich dabei, deine Fortschritte schrittweise zu verfolgen. Zudem ist es wichtig, dass du dein Training stets an deine Fähigkeiten anpasst. Nach einem vierwöchigen Wandpilatestraining macht es Sinn, die Dauer der Workouts zu erhöhen. Als Schlüssel zum Erfolg dient jedoch die Macht der Gewohnheit. Mache Wandpilates zu einem festen Bestandteil deines Alltags. Dadurch wird es dir leichter fallen, am Ball zu bleiben.

Wie erhältst du deine Trainingsgewohnheiten aufrecht? Ganz einfach, indem du feste Trainingszeiten in deinen Alltag einplanst. Wähle ein Zimmer, indem du dich wohlfühlst und in dem dich niemand stört. Es ist wichtig, die gleiche Zeit und die gleichen Tage zu wählen, um eine Wandpilatesroutine aufzubauen. Neben Disziplin benötigst du – vor allem am Anfang – eine ordentliche Portion Geduld. Gelegentlich wird es dich Überwindung kosten, dein Wandpilatestraining durchzuführen. In solchen Momenten ist es ratsam, dir vor Augen zu halten, weshalb du mit Wandpilates angefangen hast. Der Gedanke an deine Ziele agiert als bewährte Motivationsspritze.

SCHLUSSWORT

Die dargestellten Übungen eignen sich gleichermaßen für Anfänger und Fortgeschrittene. Die größte Hürde liegt in der anfänglichen Überwindung. Deshalb ist es wichtig, klein anzufangen. Was bedeutet das genau? Mit einem kurzen Workout zu starten, stellt eine gute Methode dar, um den inneren Schweinehund zu überwinden. Du wirst dich bereits nach deiner ersten Session - unabhängig davon, wie lang sie ist – besser fühlen. Infolgedessen ist es jedoch unentbehrlich, dranzubleiben.

Deine Erfolgsaussichten sind deutlich höher, wenn du die klassischen Fehler vermeidest, die manche Anfänger bei Homeworkouts machen. Trainiere nicht, wenn du krank bist. Sofern du dich weder körperlich noch geistig fit fühlst, ist es ratsam, sich auszuruhen. Nimm dir nicht zu viel vor, ansonsten wird das Training schnell zu einer Qual, anstatt zu einem Vergnügen. Das Ziel besteht darin, dass du dich nach den Übungen besser fühlst, anstatt schlechter. Trainiere nicht zu oft. Deine Muskeln benötigen eine Regenerationspause. Gönne ihnen mindestens einen oder zwei Tage Pause, bevor du mit deinem Wandpilatestraining weitermachst. Achte darauf, die Übungen korrekt auszuführen, um Verletzungen zu vermeiden. Versuche, dich an diese Empfehlungen zu halten, und freue dich nach einigen Wochen über einen schlanken und gesunden Körper.

Printed in Poland
by Amazon Fulfillment
Poland Sp. z o.o., Wrocław

35577854R00077